MÉMOIRE

SUR

CENT FRACTURES COMPLIQUÉES.

TOULOUSE. — IMPRIMERIE D'AUGUSTIN MANAVIT,
Rue Saint-Rome, 25.

MÉMOIRE

SUR

CENT FRACTURES COMPLIQUÉES,

GUÉRIES

PAR LE DOCTEUR JOLIEU,

Médecin des Mines de Rancié et des Douanes, Membre de plusieurs sociétés savantes.

Lege et vide....

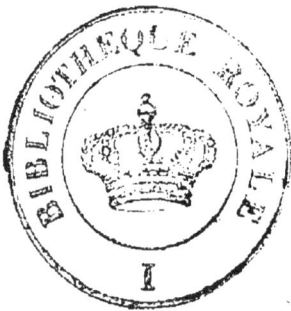

PARIS,

J.-B. BAILLÈRE, LIBRAIRE,

RUE DE L'ÉCOLE DE MÉDECINE.

1843.

À mon Oncle,

MONSIEUR TOURNIER (JEAN-BAPTISTE),

**Régisseur de la Manufacture royale des Tabacs à Paris,
Chevalier de la Légion-d'Honneur.**

S'il m'était permis de publier les secrets de votre excellent cœur,, je remplirais cette page des
exemples de vos rares vertus, de vos bienfaits, et je ferais connaître ainsi ceux
dont vous m'avez comblé ; mais quel que vif que soit mon désir de
parler, votre modestie me force à garder le silence, et ne me
permet que de vous prier d'accepter cette Dédicace,
comme un bien faible hommage de
ma reconnaissance.

—o§o—

À mon Parent, à mon Ami,

MONSIEUR S.ᵗ-ANDRÉ (LUCIEN),

**Chevalier de la Légion-d'Honneur, Viguier d'Andorre,
Conseiller de Préfecture de l'Ariége.**

AMITIÉ INALTÉRABLE.

—o§o—

J.-J. Jolieu,

D. M. M.

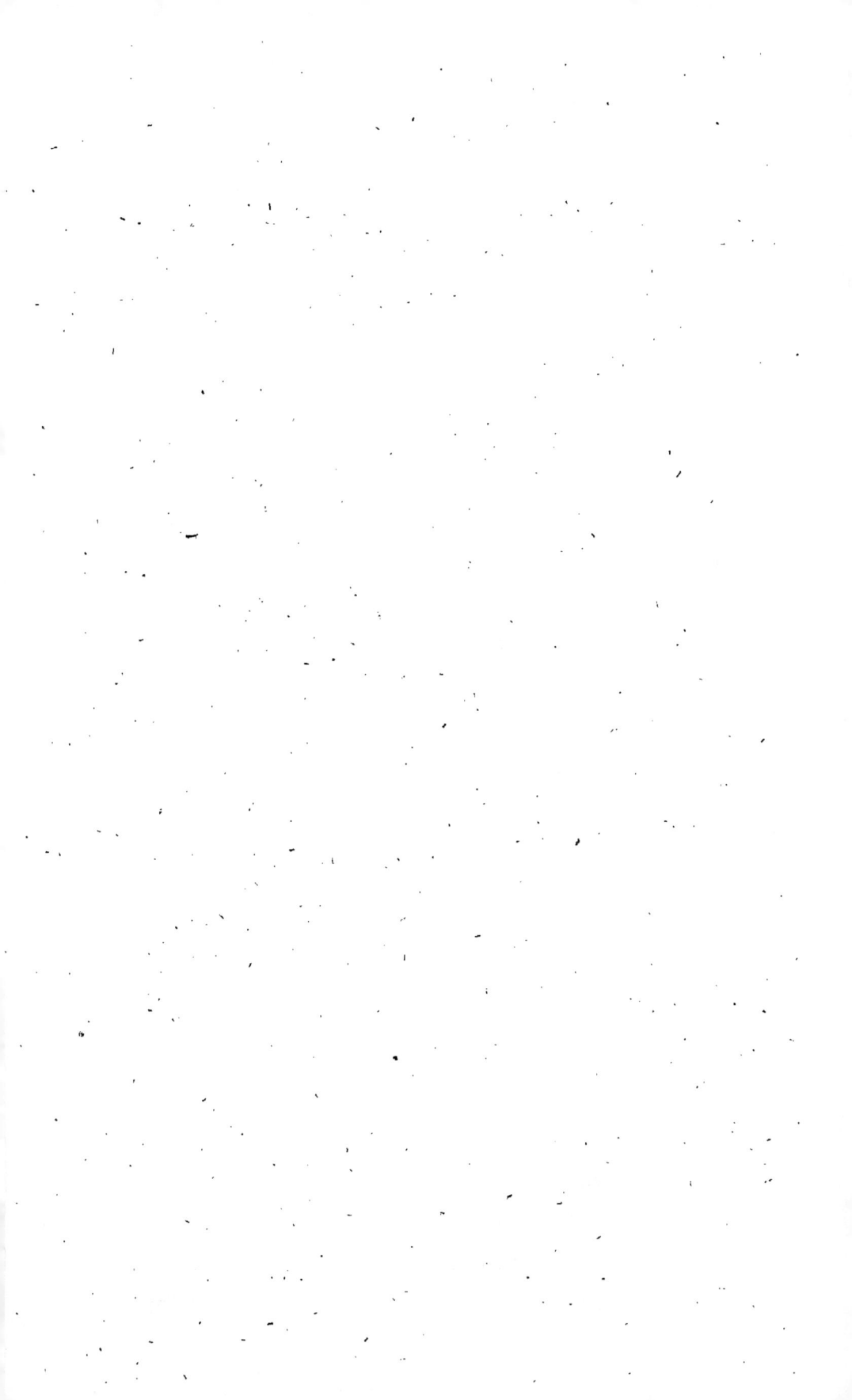

AVERTISSEMENT.

———

Nommé depuis plusieurs années par le Gouvernement médecin des mineurs de Rancié, j'ai pu me livrer avec avantage à l'étude des fractures et des luxations, qui sont les causes les plus fréquentes des maladies qui les affligent. Les heureux succès que j'ai obtenus dans ma pratique me font un devoir de présenter à mes collègues et au public mes observations et les faits nombreux que j'ai recueillis.

Six cent soixante mineurs ont été blessés aux mines de Rancié depuis 1829 jusqu'au moment où j'écris. Je m'estime heureux de pouvoir dire que de tous ceux que j'ai soignés, deux seulement sont morts quelques jours après leurs blessures; deux ont dû abandonner les mines à la suite de luxations spontanées; un seulement a été amputé, et jouit de la plus florissante santé.

Je pourrais publier encore un certain nombre d'observations recueillies dans ma pratique en dehors du service des mines.

Rien, sans doute, ne doit nous être plus cher dans notre art, que la partie qui concerne les opérations; c'est elle qui caractérise la chirurgie; c'est elle qui nous a valu ces succès brillans qui ont forcé les esprits même les plus sceptiques, de convenir qu'il y avait un art de guérir, certain du moins par rapport aux maladies externes du corps humain.

Si le philosophe est indispensablement obligé d'avoir recours à la science pour découvrir la structure admirable de chaque être, que ne doit pas faire le chirurgien, qui a pour objet l'ouvrage le plus parfait qui soit sorti des mains du Créateur !

Le premier contente sa curiosité en augmentant ses connaissances par celles que l'anatomie lui donne ; mais l'autre, ayant à pratiquer son art sur l'homme, ne doit pas ignorer un seul des ressorts qui le font mouvoir, s'il veut être bon chirurgien.

Si l'art des opérations doit être en un aussi haut dégré d'estime parmi nous, osons-le dire, la connaissance des maladies et surtout celle de la matière médicale ne méritaient pas un moindre dégré d'attention.

Il suffirait d'avoir examiné quelle est l'étendue et l'utilité de la matière médicale, pour la faire apprécier à un chirurgien jaloux de ne rien ignorer de ce qui peut éclairer sa pratique. Une expérience aveugle n'a jamais suffi et ne suffira jamais pour déterminer les rapports qui règnent entre les maladies et les différens remèdes ; il a fallu de plus consulter l'expérience de tous les temps et recueillir les observations de tous les siècles ; il a fallu connaître à fond toutes les propriétés des diverses substances médicamenteuses, pénétrer dans leur composition la plus intime, arracher, pour ainsi dire, à la nature le secret le plus caché de ses mystères, et pour le saisir, mettre à profit tout ce que l'anatomie, la chimie, la physique nous ont appris pour dissiper les ténébres dont la nature semble s'être plu à couvrir quelquefois ses ouvrages.

Il n'est plus permis de douter aujourd'hui des ressources immenses que le chirurgien peut recueillir des études accessoires, et surtout de la physique; il trouvera dans les applications que lui fournira, soit la mécanique, soit la statique, de précieuses indications pour soulager ou guérir la plupart des infirmités, soit naturelles, soit accidentelles, qui sont le triste attribut de l'homme.

L'étude est difficile et laborieuse, et ces diverses connaissances s'acquièrent avec peine; mais la conservation de la vie est, sans doute, le plus grand bienfait dont les hommes puissent être redevables à d'autres hommes; c'est la récompense la plus flatteuse que le praticien puisse obtenir; c'est la haute considération qui accompagne les talens.

MÉMOIRE

SUR

CENT FRACTURES COMPLIQUÉES.

DES

FRACTURES EN GÉNÉRAL.

La plaie est une division et séparation des parties molles ou des chairs ; la fracture est une séparation des parties solides ou des os, dont les causes sont toutes externes et violentes : telles sont les chutes, les coups et tous les sévices du dehors.

Il y a des fractures simples, complètes et compliquées.

La fracture appelée simple à juste titre, existe lorsqu'à une partie où il y a deux os il n'y en a qu'un de rompu, et surtout quand celui de ces deux os se trouve le plus petit et le moins nécessaire au soutien de la partie, comme cela a lieu à l'avant-bras et à la jambe, qui sont composés, l'un du cubitus et du radius, l'autre du tibia et du péroné.

- La fracture est complète, lorsque les deux os sont rompus de quelque manière que la fracture se trouve faite, soit en long, soit en ligne transversale ou oblique ; elle est d'autant plus fâcheuse, qu'elle est accompagnée de plus d'accidens, tels que l'enflure, la grande contusion, la proximité de la jointure, ou la fracture de l'os en plusieurs endroits, avec ou sans esquilles ; symptômes qui sont assez souvent suivis d'accidens qui retardent beaucoup la guérison des fractures, et causent quelquefois aussi des désordres plus funestes.

La fracture complète et compliquée est celle qui, accompagnée d'une plaie, est appelée grande, parce que les os s'y trouvent presque toujours découverts, et que, dès que l'os est dénudé par une suite de violence, il faut nécessairement en procurer l'exfoliation avant que la fracture se réunisse ; et comme cette exfoliation n'est le plus souvent que l'œuvre du temps secondée par l'action médicamenteuse, c'est à juste titre que la fracture est appelée grande ; plus grande encore quand il survient une perte de sang, comme je l'ai vu quelquefois arriver. Elle est bien plus fàcheuse et difficile à traiter quand elle est accompagnée d'une dislocation de l'os rompu.

Comme le but général, dans la cure des plaies, est la réunion des chairs, celui que l'on doit avoir dans le traitement des fractures, est la réunion de l'os rompu, qui s'accomplit en réduisant la fracture par l'extension, la contre-extension et la composition, ou bien en retenant, tirant et ajustant les portions de l'os rompu, les uns avec les autres.

Le second but que l'on veut atteindre est de maintenir l'os réduit au moyen des emplâtres, des compresses, bandes, attelles, lacs, fanons, bandages, et fixer ensuite la situation de la partie.

La troisième est enfin de corriger les accidens et de conserver la substance du membre : on y parvient par le régime, les embrocations, les linimens, les saignées, et enfin par tout ce qui peut convenir et contribuer à ces derniers moyens afin de parvenir à une sûre et parfaite guérison. Les observations suivantes justifieront ces courtes indications sur les méthodes curatives.

DES
FRACTURES EN PARTICULIER.

—✻—

FRACTURES DE LA TÊTE.

PREMIÈRE OBSERVATION.

Le 14 Avril 1824, je fus appelé par le nommé Maury-François Salé, habitant de Vicdessos, pour donner mes soins à son fils Victor, âgé de cinq ans, qui venait de tomber d'un premier étage dans la rue. Je me trouvais absent dans ce moment. Mon confrère le docteur Arispure fut appelé, et après avoir examiné l'enfant, il déclara que son état était au-dessus de toutes les ressources de l'art. Arrivé un quart d'heure après cet accident, je m'empressai d'aller visiter cet enfant ; je le trouvai dans l'état suivant : privé de tout sentiment, sans mouvement, les extrémités supérieures et inférieures froides, pouls à peine perceptible. L'acte de la respiration s'opérait chaque minute ; une plaie contuse se faisait remarquer à la partie antérieure et inférieure de la bosse coronale droite ; au centre de cette dernière paraissait une portion de substance mamelonnée du cerveau. Dans cet état de choses je demandai l'assistance du docteur Arispure, qui se rendit à l'instant. Après lui avoir fait connaître ma manière de voir sur l'état du malade, je pratiquai quelques incisions sur le front du blessé ; je mis à découvert la fracture, et nous nous aperçûmes bientôt que les pièces osseuses chevauchaient et que l'état où se trouvait le malade n'était que le résultat de la compression du cerveau. Une couronne de trépan fut appliquée ; deux releveurs furent placés sous la fracture ; les pièces relevées, au même instant les fonctions de la vie reparurent. La portion du cerveau qui formait hernie fut enlevée ; le malade fut pansé, et bientôt après une saignée générale fut pratiquée, et une application de sangsues fut faite sur les apophyses mastoïdes ; en résultat, le malade fut guéri le 6 Mai suivant.

Réflexions.

Cet enfant, qui venait de faire une chute d'environ six mètres, serait inévitablement mort sans l'opération du trépan ; la portion de la substance mamelonnée du cerveau qui avait été enlevée et la vive commotion qu'avait reçue l'organe lui-même, produisirent chez cet enfant un phénomène remarquable. Six mois après sa chute, chaque nuit, vers les huit ou neuf heures du soir, il rêvait, et ne proférait dans ses rêves que ces syllabes : ca, ca, ca ; qui, qui, qui ; co, co, co ; qui, qui, qui, etc., etc. Il n'a perdu cette singulière habitude que deux ans après.

A l'âge de dix ans, il a été atteint de quelques attaques d'épilepsie. Cette maladie céda à quelques saignées et à l'usage de l'extrait de valériane. Deux autres attaques ont reparu seulement en 1836 ; elles ont également cédé au premier moyen. Depuis cette époque le jeune homme est fort, vigoureux, plein de santé, et occupé dans ce moment aux travaux des forges.

SECONDE OBSERVATION.

Jacques Dengean-Briquet, âgé de trente ans, doué d'un tempérament sanguin, fut blessé aux mines de Rancié, le 25 Juillet 1835. Ce mineur venait d'être enseveli dans un éboulement et transporté dans son domicile. Voici l'état dans lequel je le trouvai : trois fractures à la tête, la première sur le pariétal droit avec enfoncement des os, la seconde à la partie moyenne du frontal, et la troisième sur la partie moyenne antérieure de l'occipital. L'oreille gauche tenait à peine par la partie inférieure du lobe, par un morceau de peau de la grosseur d'un fil de laine. Fracture de la clavicule droite ; fracture des trois premiers os du métacarpe de la main droite ; la jambe droite également atteinte d'une fracture comminutive ; perte de mouvement et de sentiment. Les blessures de la tête furent promptement lavées pour extraire le minerai et les terres qui encombraient les plaies ; tous les vêtemens furent coupés, et le malade fut mis sur un lit de paille. Onze couronnes de trépan furent appliquées sur les diverses régions du crâne pour relever les fractures ; des esquilles furent extraites, et le sang extravasé se fit jour. Alors le malade reprit connaissance. L'oreille fut greffée après en avoir rafraîchi et assujetti les bords par des points de suture. La fracture de la clavicule fut réduite et un appareil appliqué. La fracture de la jambe fut également réduite ; six esquilles furent extraites ; réunion d'une portion de la plaie ; application d'un appareil. Enfin, les fractures de la main furent également réduites ; le malade est mis à la diète la plus sévère ; des pansemens réguliers eurent lieu pendant trois mois. La clavicule fut la première fracture qui commença à se souder, puis les fractures de la main. L'exfoliation des os de la première fracture du crâne, qui avait été long-temps soumis à l'influence de l'air, n'a eu lieu que le quarante-huitième jour ; celle des deux autres, le cinquante-deuxième, et enfin l'exfoliation de la jambe, le soixante-cinquième. En somme, le sieur Jacques Denjean a gardé le lit pendant cent jours ; il a conservé ses facultés intellectuelles intègres. Toutes les fractures sont consolidées sans la moindre difformité. Ce jeune homme extrait de la mine tous les jours et jouit d'une parfaite santé. Mes aides, dans ces diverses opérations, ont été M. Barbe, conducteur principal des mines de Rancié, M. le maire et M. le curé de Goulier. M. l'ingénieur François a assisté à la levée du premier appareil, et s'est rendu maintes fois auprès du malade. Plusieurs médecins qui sont venus visiter nos mines , ont vu avec satisfaction ce mineur, et l'ont entretenu avec intérêt. Dans ce nombre se trouvent M. Anglade , médecin à Foix , et M. Fontan , médecin à Bagnères-de-Luchon. M. de Bantel, ancien préfet de l'Ariége , et M. l'ingénieur en chef d'Aubuisson (1) , ainsi que M. Michel Chevalier , ont également visité ce mineur , et ont bien voulu me donner des éloges.

Réflexions.

Il est difficile de concevoir que l'on puisse greffer une oreille quatre heures après qu'elle a été décollée par un bloc de minerai ; et certes, je n'aurais j'amais cru à la possibilité d'y réussir , si je n'étais moi-même l'auteur de cette greffe ; mais j'atteste que c'est la pure vérité. Le seul pédicule qui la soutenait n'était que de la grosseur d'un fil de laine, comme je l'ai déjà dit , et je pense que le peu de circulation qui a pu s'opérer par ce petit lambeau de peau , est ce qui a soutenu la vie de cette oreille ; car la seule chose que j'ai faite, c'est de la bassiner avec du vin chaud , quatre heures après qu'elle a été enlevée ; et ce n'a été qu'après avoir appliqué les trépans sur la tête que j'ai pensé à greffer cette oreille.. Je l'ai prise avec la main gauche , j'en ai rafraîchi les bords avec des ciseaux : ces diverses ciselures ne firent pas couler une goutte de sang. J'ai encore rafraîchi la conque et le bord d'où elle avait été décollée ; j'ai fixé ensuite l'oreille au moyen de quatre

_____

(1) Pourquoi faut-il que j'adresse maintenant mes hommages à la mémoire vénerée de ce savant ingénieur que j'ai tant aimé, que j'ai suivi avec tant de zèle jusque dans les entrailles de la terre, et que je regretterai toujours en me rappelant ses savantes leçons !

Devait-il mourir, celui qui était l'ami, l'idole des mineurs !.... Savant illustre, soyez placé au nombre des bienheureux qui se sont voués à la perfection de la science et au bonheur des mortels. Reçu dans le sein de Dieu, inspirez-moi toujours le désir de suivre vos conseils et d'examiner vos préceptes.

points de suture, croyant la trouver sans énergie vitale le lendemain ; mais quel fut mon étonnement lorsque je la trouvai dans un état de chaleur presque naturelle, et de remarquer que la partie inférieure commençait déjà à brunir ! Une légère suppuration s'établit au pourtour de l'oreille, la soudure s'effectua, une portion du lobe tomba en mortification, et ma satisfaction fut grande au dixième jour, lorsque je vis que je pouvais, sans crainte, couper déjà deux points de suture, et enfin, vers le douxième jour, j'enlevai les deux restans. Vers le quinzième, la cicatrisation fut complète ; l'oreille néamoins s'est rapetissée sur elle-même ; mais les fonctions de l'ouïe sont demeurées intactes.

J'aurais publié depuis long-temps cette observation, si je n'avais cru mériter la réputation de Garengeot, lorsqu'il donna son observation au sujet de ce nez arraché à belles dents, craché dans la boue, et reappliqué avec succès quelque temps après ; car c'est ainsi que procède l'esprit humain en présence d'un fait qui ne rentre pas dans les théories généralement admises ; il accuse de faussetés le fait lui-même, alors qu'il devrait, au contraire, s'empresser de modifier des théories qui ne peuvent l'expliquer.

Mais aujourd'hui la science sait à quoi s'en tenir à cet égard. M. Bérard aîné, professeur de physiologie, chargé du rapport sur le travail de M. Piedagnel, résuma avec l'érudition qu'on lui connaît les expériences de greffe animale entreprises par Duhamel, Hunter, Baronio, etc. (1).

TROISIÈME OBSERVATION.

Le nommé Jean Malepeyré d'Olbier, mineur de Rancié, fut tout-à-coup enseveli dans un éboulement le 28 Juin

(1) On pourrait encore citer le fameux Gabriel Tagliacozzo, habile chirurgien de Bologne, qui faisait des nez, des oreilles et des lèvres de rapport, de chair vive. Aussi, pour récompenser ces belles opérations et en conserver la mémoire, lui a-t-on élevé un monument dans une salle de l'Université de cette ville.

1828 : son corps fut couvert de contusions ; mais sa tête
surtout fut grièvement blessée. La peau du front fut refoulée jusque sur la partie supérieure de la tête, et une grande
fracture se montrait depuis la bosse coronale gauche jusqu'à
la partie moyenne du sourcil droit. L'œil de ce même côté
fut refoulé hors de l'orbite. A mon arrivée je trouvai ce
mineur dépourvu de sentiment, dans un état de mort ap-
parente. La congestion cérébrale était si forte, que sa
figure était devenue violacée. Comme la plaie de la tête
était encombrée de minerai, je n'eus rien de plus empressé
que de lui faire verser sur la tête de l'eau froide, dont
l'action refrigérante sembla diminuer un peu la congestion
cérébrale. Je fis continuer à verser de l'eau sur la tête jusqu'à concurrence de dix petites cruches. Je m'occupai
de suite après de la réduction de la fracture. Mais les os
se chevauchaient si fortement, qu'il me fut impossible, à l'aide
de divers releveurs, de réduire la fracture. Dans cet état
de choses, je me trouvai dans l'obligation d'appliquer une
couronne de trépan vers la partie moyenne de la fracture.
Alors je pus introduire avec facilité les releveurs ; la
fracture fut réduite, et la plaie réunie. Des saignées générales et locales furent mises en jeu, ainsi que les autres
moyens curatifs. Ce mineur a conservé ses facultés intellectuelles dans leur intégrité ; il a repris ses occupations ordi-
res au soixantième jour, et a continué à extraire quotidiennement de la mine.

Réflexions.

Il est certain que ce mineur aurait succombé sans l'opération du trépan, opération qui n'est que trop négligée dans
les cas ordinaires des fractures de la tête ; car dans ce cas-
ci j'ai voulu tenter d'abord la réduction à l'aide de releveurs ; mais la chose fut impossible.

La pièce inférieure de la fracture s'était engagée sous la
supérieure ; cette dernière agissait si fortement sur l'inférieure, qu'un de mes releveurs cassa, tandis qu'à l'aide

de l'ouverture que j'avais pratiquée avec le trépan, un levier s'introduisit avec aisance; j'eus alors un point d'appui suffisant pour enlever la résistance. Dès ce moment la compression cessa complétement, et le mineur reprit ses sens. J'eus cependant quelque petite exfoliation des os, dont la chute s'opéra au quarantième jour.

QUATRIÈME OBSERVATION.

Le nommé Nicolas Rouseaud, mineur de Sem, âgé de 16 ans, doué d'un tempérament bilioso-sanguin, fut blessé dans l'intérieur des mines de Rancié. Étant à son atelier, un bloc de minerai se détacha et lui fracassa le crâne. Ce mineur fut transporté, mourant, dans sa maison. Après avoir soigneusement examiné son état, je remarquai sur la bosse coronale droite un enfoncement des os assez considérable. La vaste plaie qui y était me permit de parcourir cette région avec le doigt, et de m'assurer d'une manière positive de la gravité du mal. Le blessé était dans un état d'assoupissement; je n'eus rien de plus empressé que de soulever les lambeaux de peau qui avaient été détachés, de débrider la place et de pratiquer à la partie inférieure de la fracture une couronne de trépan. A l'aide de cette ouverture il me fut permis d'introduire un releveur, avec lequel je soulevai, dans tous les sens, les diverses portions de l'os fracturé, et d'enlever la portion qui occupait le centre de la fracture, vu qu'elle n'avait presque plus d'adhérence avec ses parties environnantes. Les divers lambeaux de la peau furent rapprochés et réunis avec des bandelettes de sparadrap. Je laissai néanmoins le centre de la blessure ouvert, pour donner issue à la suppuration qui devait s'établir. Ce blessé a pu reprendre ses occupations ordinaires au cinquante-huitième jour. Aucun accident ne s'est montré après la cicatrisation. Ce mineur jouit de la plus florissante santé. Ayant été forcé d'obéir à la loi du recrutement, quoique peu favorisé par son bulletin, il a été réformé à cause de la cicatrice adhérente que l'on aperçoit sur la bosse coronale droite.

CINQUIÈME OBSERVATION.

Le 4 Mai 1841, j'ai été appelé dans la commune de Goulier pour donner mes soins à François Peirié, âgé de 12 ans, ouvrier des mines de Rancié. Cet enfant venait de recevoir divers éclats d'une grosse pierre que l'on avait minée; un de ces éclats avait porté sur la tempe droite et l'avait fracassée. Le sang avait coulé en abondance, car un rameau de l'artère temporale avait été déchiré. L'état dans lequel je trouvai ce malade ne parut m'offrir aucune chance de succès; cependant je voulus mettre en jeu toutes les ressources de notre art. Il donnait peu de signes de vie, parce qu'il y avait chez lui compression du cerveau. Immobile qu'il était sous le poids du mal, je pus me livrer aux diverses opérations nécessaires, sans qu'il proférât aucune plainte. Le mineur convenablement placé, et la tête assujettie entre les mains de son beau-frère, je commençai à agrandir la blessure pour mettre la fracture à découvert. A l'aide des doigts et de diverses pinces, je parvins ensuite à enlever vingt-deux esquilles, qui rendirent au blessé la connaissance, parce que les causes de la compression cessèrent. Quelques petits morceaux de substance mamelonnée du cerveau s'échappèrent après l'extraction des dernières esquilles, avec un léger épanchement sanguin. Malgré le soin que je pris de chercher avec le doigt s'il ne restait pas encore quelque fragment d'esquilles, deux ou trois ont été entraînés par la suppuration vers le trentième jour de la maladie. Ce jeune mineur, qui reprit bientôt le travail des mines, n'a éprouvé à la suite de cette grande fracture aucun accident; seulement un enfoncement assez considérable s'aperçoit le long de la cicatrice, qui est adhérente. Cet événement, bien déplorable sans doute, avait été annoncé dans le *Journal politique et littéraire de Toulouse*, le 5 Mai 1841.

SIXIÈME OBSERVATION.

Le 8 Mai 1836, le nommé Pierre Richard, marchand linger à Vicdessos, m'appela chez lui pour donner mes soins à son jeune fils, qu'on venait de laisser tomber sur les marches d'un escalier. Après sa chute, cet enfant avait perdu le sentiment et le mouvement ; sa mère, qui le croyait déjà mort, l'arrosait de ses larmes. Après avoir examiné l'état de cet enfant avec l'attention la plus scrupuleuse, je remarquai une fracture sur la partie supérieure et latérale gauche du coronal, à peu près un doigt au-dessous de la réunion de cet os avec le temporal, c'est-à-dire, au côté gauche de la fontanelle sagitale. Cet enfant resta dans un état comateux pendant cinq heures, et ce ne fut qu'à l'aide d'une application prolongée de glace sur la tête, et à une forte application de sangsues derrière les apophyses mastoïdes, qu'il commença à donner quelques signes de vie. Le malade reprit le sein de sa mère le lendemain. Quelques vomissemens cependant eurent lieu vers le cinquième et le sixième jour. Les symptômes alarmans disparurent ; mais une tumeur de la forme et de la grosseur d'un œuf de poule se fit remarquer sur le lieu de la fracture et au côté gauche de la fontanelle sagittale. Cette tumeur, rénitente pendant une trentaine de jours, devint cependant plus molle. Pressé à cette époque, par les parens de l'enfant, d'ouvrir la tumeur, je sentis sous mes doigts un petit frémissement qui me fit craindre une tumeur anévrismale. Je fis dès-lors concevoir aux parens le danger qu'il y avait à ouvrir cette tumeur. Mon ami et mon confrère M. Vergé, que je fis appeler pour m'aider de ses lumières, vit le malade, et confirma mon opinion sur le danger qu'il y aurait de pratiquer une ouverture sur la tumeur. Un mois s'écoula encore, et, comme je l'avais prévu et fait espérer, la réunion des pièces osseuses s'opéra et la tumeur anévrismale fut étranglée à mesure que ses pièces osseuses se soudaient. Elle disparut enfin vers le troisième mois. Cet enfant a conservé ses facultés intellectuelles ; seulement on remarque chez lui un teint toujours pâle.

Avant de consigner ici cette observation, j'ai voulu visiter encore la tête de cet enfant ; j'ai remarqué que la tumeur anévrismale avait totalement disparu ; mais on voit à la réunion du coronal avec le pariétal gauche, un léger enfoncement des pièces osseuses, et en promenant les doigts sur cette région on sent un petit battement. A mesure que l'ossification fera des progrès, on peut espérer que cet enfoncement et ce battement disparaîtront. En attendant, j'ai conseillé aux parens de faire porter à l'enfant une calotte de cuir bouilli, de peur que quelque corps étranger ne vînt frapper la région de la tête.

FRACTURES DU NEZ.

SEPTIÈME OBSERVATION.

Marc-Parachi Denjean, voiturier de Vicdessos, m'appela chez lui le 4 Mars 1830, pour y voir le sieur Ruffié (Bernard Souquette), qui venait de recevoir un coup de pied de mulet sur la face. Arrivé auprès du blessé, je trouvai en effet sa figure couverte de sang. Après l'avoir lavée, il ne me fut pas difficile d'apercevoir que le coup de pied de mulet avait totalement porté sur le nez, et en avait divisé la peau de haut en bas et fracassé les os. Je commençai par réduire la fracture. Cependant je fus obligé d'enlever une portion des os propres du nez du côté gauche, qui avaient été refoulés dans la fosse nasale du même côté. Je réduisis les autres pièces osseuses fracassées, du mieux qu'il me fut possible ; mais pour les conserver dans leurs rapports respectifs, je me trouvai dans l'obligation d'introduire des tampons, que je laissai à demeure, dans les fosses nasales. Je réunis ensuite les parties des tégumens ou de le peau qui avait été divisée. Le malade fut pansé régulièrement pendant vingt jours, et au trente-cinquième la guérison fut complète. Le nez est demeuré sans difformité ; on y remarque seulement les marques de la cicatrisation.

HUITIÈME OBSERVATION.

En 1825, le 24 Juillet, on me pria de me rendre au village de Sentenac, commune de Suc, pour y voir le nommé Jean Ruffié, dit Brigeou, âgé de 16 ans, qui venait de recevoir sur le nez un coup de pierre qu'un bras vigoureux avait lancée. Arrivé auprès du malade, je trouvai sa figure ensanglantée ; après l'avoir lavée, je remarquai une plaie en forme de V, qui s'étendait depuis la racine du nez jusqu'à la partie inférieure des os propres du nez. Le vomer et les os propres étaient fracturés. Mon premier soin fut de les relever avec une pince à pansemens, et craignant que la moindre pression ne les affaissât de nouveau, et que la réduction que je venais d'opérer ne fût pas de longue durée, j'introduisis deux tampons dans les fosses nasales, à l'aide de la sonde de Belloc.

Cela fait, je réunis la plaie avec des bandelettes de sparadrap ; quelques petites compresses furent appliquées sur le nez, ainsi qu'un bandage contentif. Les tampons que j'avais introduits dans les fosses nasales incommodaient fortement le malade. Cependant, lui ayant persuadé qu'il ne pouvait guérir sans l'application de ce moyen, il supporta ces tampons avec patience et résignation. Je les renouvelais seulement chaque huit jours, ce qui fit qu'ils furent assujettis à leur usage pendant vingt-quatre jours environ. Après ce temps ils furent enlevés, et le malade se trouva bien soulagé. Brigeou a conservé son nez sans difformité ; on n'y remarque seulement que les traces de la réunion de la plaie.

NEUVIÈME OBSERVATION.

Le 17 Septembre 1834, vers minuit, le nommé Jean-
Joseph Dandine, dit l'Aouzeïll, habitant du village d'Olbier, commune de Goulier, se rendit chez moi pour réclamer mes soins et me faire dresser un rapport sur l'état de
ses blessures. Ce jeune homme venait d'avoir une rixe ;
dans la lutte son adversaire, qui avait des dents très-acé-
rées, le saisit au nez, et d'une morsure lui enleva toute
la partie charnue, fractura la partie inférieure des os propres, et emporta en même temps les deux tiers supé-
rieurs du vomer, c'est-à-dire, de ce cartilage qui forme la
cloison des ailes du nez. Dandine, qui avait sa figure ensanglantée, n'avait pas vu encore dans quel état elle se
trouvait. Après l'avoir moi-même examinée et lui avoir
fait connaître ses blessures, je pris un flambeau et l'ac-
compagnai devant une glace. A peine eut-il remarqué son
état, qu'il tomba en défaillance dans un état de syncope
qui dura assez long-temps. Dès qu'il eut repris ses sens,
je le rassurai en lui disant que s'il le désirait je lui ferais
un nez. Il consentit à tout. Je lui fis préparer un lit ; il
se coucha, et le lendemain matin vers les six heures il dit
à quelqu'un de ses parens de se rendre chez moi ; après
avoir pris conseil de sa famille, il me dit que je pouvais
commencer l'opération. Dès le matin j'avais disposé tout
ce dont je pouvais avoir besoin. J'avais également prié
M. Laugé, officier de santé, de venir m'aider, ayant
à pratiquer l'opération de la rhinoplastique. Dandine,
bientôt disposé convenablement, est assis sur un fauteuil ;
un aide est chargé de retenir la tête du blessé, et de
tenir en arrière la chevelure qui couvrait son front ; deux
autres aides furent placés pour tenir ses mains. Cela fait,
j'appliquai sur la partie moyenne et supérieure du front
un dessin ou patron de la portion du nez qui manquait
au blessé. Je le dessinai légèrement sur son front, avec
le bistouri, et ces légères incisions faites, je n'eus qu'à

disséquer le lambeau, que je conduisis jusqu'à la partie inférieure du front. Des incisions furent pratiquées à la partie inférieure des os propres du nez et à une petite portion des ailes. Le lambeau du front fut renversé sur le nez, jusqu'à la remonte de la blessure ; il y fut assujetti au moyen de cinq points de suture, un pour chaque aile et un autre pour la cloison. Le nez façonné et terminé, deux larges bandes de sparadrap furent appliquées d'une tempe à l'autre pour suppléer autant que possible, en la réunissant, à la perte de substance que j'avais fait éprouver à la peau du front.

Une simple compresse trempée dans un peu de vin chaud fut appliquée sur le nez ; un bandage fut placé sur le front et l'opéré fut mis au lit. Vers le douzième jour le pédicule du lambeau de la peau du front que j'avais renversé et appliqué sur le nez, fut coupé ; et après avoir rafraîchi la plaie, et les bords de la peau de la partie inférieure du front, je réappliquai ce pédicule sur l'endroit qu'il occupait d'abord ; son adhérence n'eut lieu qu'assez tard. Comme il restait à la partie supérieure du front une cicatrice rougeâtre, je conseillai au malade de laisser grandir les cheveux et d'en appliquer une boucle sur la cicatrice ; il le fit. Enfin, Dandine eut un nez, qui sans doute n'était pas aussi régulier que celui que la nature lui avait donné ; mais il remplissait toutes les fonctions du premier. Il ne m'adressa que le reproche de le lui avoir fait un peu gros. Ma réponse fut facile :... il m'avait fourni l'étoffe. Ce jeune homme, qui avait l'humeur belliqueuse, se rendit en Espagne, et s'enrôla dans les armées de don Carlos. C'est là malheureusement que périt mon nouveau nez, des suites d'un coup de feu.

DIXIÈME OBSERVATION.

Le 17 Novembre 1834, je fus appelé chez le nommé Bernard Benazet, charretier à Vicdessos. Il se trouva le 15

à Lavelanet, et reçut un coup de pied de cheval sur le nez.
Par suite de ce coup les os propres du nez et le vomer furent écrasés. M. Fau père, médecin à Lavelanet, enleva
la partie supérieure des deux os propres du nez et une portion du vomer. Après avoir enlevé l'appareil que le blessé
avait sur le nez, je remarquai qu'il y avait eu à la peau
qui recouvre la partie supérieure du nez, une perte de substance ; les cornets amoïdeaux étaient à découvert. Dans cet
état de choses, je crus que les moyens les plus convenables à mettre en pratique étaient les suivans : je fis faire deux
petits cylindres d'ivoire semblables à ceux dont se servent
les dames pour tricoter, et que l'on appelle petite-pares-
seuse. Ces deux cylindres me servirent d'abord pour fa-
ciliter la respiration au malade, puis pour donner passage
à une certaine quantité de mucosité, de sagnies ou de
matières purulentes qui sortaient des fosses nasales ; et enfin pour maintenir les pièces fracturées, je fixai ces deux
cylindres à l'aide d'une bandelette de sparadrap fenêtrée,
que je voulus coller sur les pommettes ; j'avais ensuite le
soin, chaque trois ou quatre jours, d'enlever ces cylindres
afin de pratiquer quelques injections dans les fosses nasales. La plaie fut continuellement recouverte de sparadrap,
que j'avais le soin de changer chaque jour. A l'aide de ces
moyens, je parvins à cicatriser la plaie, à conserver un
libre cours à la respiration et une issue facile aux matières qui s'échappent par cet organe. En somme, cet homme
se mouche et respire comme si son nez n'eût jamais reçu
aucune atteinte ; il a perdu seulement une partie de son
odorat.

ONZIÈME OBSERVATION.

Le 15 Juillet 1841, je fus prié de me rendre chez la
veuve Cambon, dite Bout-d'Holi, pour y voir son fils Jacques, âgé de 12 ans. Cet enfant venait de se laisser
choir du sommet d'un cerisier très-élevé. Dans sa chute

il tombe sur une branche desséchée, qui lui déchire la cloison des fosses nasales , et l'aile droite du nez , dont elle écrase les os propres. Dans cet état de choses, je commençai par laver les plaies et par extraire tous les corps étrangers. Après cela je relevai les pièces osseuses au moyen d'une pince à pansemens ; cela fait, je pratiquai un point de suture à la cloison, un second pour assujettir l'aile droite du nez, et un autre enfin pour réunir le restant de la plaie, qui s'étendait jusqu'au-dessus du point lacrymal du même côté; deux tampons furent introduits dans les fosses nasales , et maintenus à l'aide d'une bandelette de sparadrap; ces tampons furent renouvelés chaque cinq jours, et en même temps quelques injections émollientes étaient faites dans les fosses nasales.

Une compresse trempée dans de l'eau végéto-minérale, fut aussi appliquée sur le nez. Une légère suppuration s'établit le long de la plaie, que j'avais réunie par première intention. Des pansemens furent faits alors avec du cérat rosat, et la plaie, tendant vers sa fin, fut légèrement touchée avec du nitrate d'argent pour en régulariser la cicatrisation. Cet enfant, qui avait reçu une légère commotion à la tête, fut saigné le jour même de sa chute ; une application de sangsues fut encore faite derrière les apophyses mastoïdes. Malgré ces moyens, l'enfant souffrait toujours de la tête ; vers le trentième jour un dépôt purulent se fit jour par l'oreille droite. Après cette époque tout marcha pour le mieux, l'enfant n'eut plus des douleurs de tête, la fracture fut consolidée, la cicatrisation fut complète, le nez est demeuré sans difformité, et il jouit de la plus florissante santé.

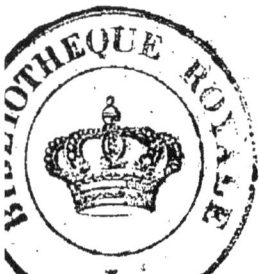

FRACTURES DE LA POMMETTE.

DOUZIÈME OBSERVATION.

Le 24 Juin 1839, je fus prié par M. l'ingénieur des mines de me transporter dans la commune de Goulier, pour y donner mes soins au nommé Jean-Baptiste Séguélas, mineur de Rancié. Il venait d'être frappé à la figure par un bloc de minerai tombé de la voûte. Arrivé auprès du blessé, je remarquai une large plaie contuse sur la région de la pommette droite, avec fracture de l'os du même nom. Une abondante hémorrhagie avait lieu. Je pus m'en rendre raison après avoir dilaté la plaie : l'artère sur-maxillaire avait été déchirée, avec le nerf du même nom. La ligature en fut pratiquée instantanément. La fracture fut réduite, et la plaie fut réunie à l'aide de bandelettes de sparadrap, qui me servirent tout à la fois pour réunir la plaie et pour tenir l'os justa-posé. Je fis des pansemens réguliers chaque trois jours, jusqu'au trentième jour, époque à laquelle la cicatrisation eût lieu et la consolidation de l'os en même temps.

TREIZIÈME OBSERVATION.

Le 12 Octobre 1838, je fus prié par le secrétaire des Jurats des mines de Rancié, de me transporter dans la commune de Goulier pour y donner mes soins au mineur Alexis Pech, dit la Patraco, qui venait d'être enseveli dans un éboulement. Je me transportai de suite auprès dudit mineur, que je trouvai atteint de diverses plaies contuses, mais notamment blessé à la région de la pommette droite, avec fracture de l'os du même nom. Après avoir lavé cette blessure et en avoir extrait tous les corps étrangers, je la réunis par première intention à l'aide d'une bandelette de sparadrap. Des pansemens furent faits chaque trois jours, et enfin au trente-cinquième la plaie et la fracture furent consolidées. Il est résulté dans ce cas, comme dans le précédent, que les cicatrices ont été adhérentes.

FRACTURES DE LA MÂCHOIRE INFÉRIEURE.

QUATORZIÈME OBSERVATION.

Le 10 Mars 1836, je fus prié par M. Barbé, conducteur principal des mines de Rancié, de me transporter au village de Goulier, pour y donner mes soins au mineur Augé Latouche, qui venait de recevoir une blessure grave dans l'intérieur des mines, à la suite d'un éboulement qui y avait eu lieu. Arrivé auprès du blessé, je remarquai, au côté gauche de la face, une large plaie contuse qui s'étendait depuis la partie antérieure postérieure de la pommette, jusqu'à la partie inférieure et moyenne de l'os maxillaire inférieur. La mâchoire inférieure avait également été fracturée par le corps vulnérant. Vis-à-vis la troisième dent molaire se trouvait la plaie, qui donnait une grande quantité de sang; elle fut réunie au moyen de quelques sutures. La fracture fut réduite; je la maintins en place à l'aide d'un carton mouillé, qui se moula plus tard à la configuration de la mâchoire inférieure, et qui remplit le résultat que j'en attendais. La réunion de la plaie des parties molles ne se fit pas long-temps attendre; elle eut lieu vers le quinzième jour, et la consolidation de la fracture vers le trentième. A cette époque je permis au malade l'usage de la soupe, car avant ce temps il n'avait fait usage que de bouillon ou de lait. Vers le quarantième jour, le blessé put mettre en jeu la mâchoire.

QUINZIÈME OBSERVATION.

Le 8 Octobre 1829, je fus prié de me rendre auprès du nommé Caustres, forgeur de Vicdessos. Il venait de recevoir, sur la partie latérale gauche de la face, un rude coup de pinces qui l'avait renversé à terre. Le blessé demeura long-temps privé de sentiment et sans mouvement. Arrivé auprès de lui, je le vis pâle, donnant du sang par la bouche, et articulant à peine quelques mots.

Instruit par sa famille de l'accident que je viens de raconter, je me mis à la recherche du mal, et après quelques investigations, il me fut facile de remarquer que la mâchoire inférieure se trouvait fracturée entre la troisième et la quatrième dent molaire. Le coup de l'instrument vulnérent avait été si fort, que la quatrième dent molaire avait été déracinée et déjetée vers la partie interne de la mâchoire. L'extraction en fut de suite opérée ; la fracture fut ensuite réduite et maintenue avec un carton et une sous-mentonnière. Des résolutifs furent appliqués sur les parties contuses ; le malade fut soumis à une diète sévère pendant quelques jours ; le bouillon et le lait furent prescrits plus tard, et vers le quarante-cinquième jour, le malade put se livrer à la mastication, et quelques jours après à ses occupations ordinaires.

SEIZIÈME OBSERVATION.

Le 15 Juin 1842, je fus prié de me transporter à Goulier pour y donner mes soins au nommé Antoine Galy Moundétoue. Il se trouvait à l'ardoiserie de cette commune, lorsqu'un autre mineur nommé Augé Rabiou, venait de faire jouer une mine. Galy était sourd depuis long-temps ; il l'était à ce point, qu'il n'entendit pas l'explosion de cette mine. Une ardoise assez volumineuse, poussée par la force de la poudre, vint le frapper au côté gauche de la figure, incisa en forme de V la partie moyenne et inférieure de la joue, et fractura la mâchoire inférieure de ce même côté. Le blessé fut transporté chez lui, et dans le trajet il fit une perte de sang considérable. Au moment ou je l'ai vu il était tombé en syncope, et c'est cet état qui avait suspendu l'hémorrhagie. Après avoir enlevé l'appareil qu'on lui avait placé sur les lieux et écarté les lèvres de la blessure, je m'aperçus que l'artère sous-maxillaire gauche avait été déchirée, et que cette grande perte de sang n'avait été occasionée que par la déchirure de ce vaisseau. Une ligature fut de suite portée sur ce vaisseau, et la perte de sang cessa à l'instant. Les pièces osseuses furent réunies à leur place respective ; quatre points de suture furent appliqués, la plaie fut pansée, et un appareil contentif appliqué pour soutenir les pièces fracturées. Cet appareil était de carton, soutenu par une bande qui fut fixée sur la tête. Cet appareil inamovible était fenêtré vis-à-vis la blessure, de sorte que les pansemens ont été faits avec facilité et sans la moindre douleur pour le malade. Le blessé fut mis à une diète légère. Cependant un bouillon de volaille lui était donné chaque trois heures pour réhabiliter ses forces. Le sixième jour, les quatre points de suture furent enlevés. Cependant la suppuration n'a cessé que vers le seizième jour; la cicatrisation de la plaie n'a eu lieu que le vingt-cinquième, et la fracture a été consolidée le trente-cinquième. A cette époque l'appareil fut enlevé, et le malade put se livrer à la mastication. Jusqu'alors je l'avais nourri avec de bon bouillon et des bouillies d'orge et d'avoine, avec licence de boire un peu de ris. En somme, le nommé Galy en a été quitte pour une cicatrice adhérente vers la région fracturée, mais qui ne le gêne pas du tout dans les fonctions de la mastication.

FRACTURES DES APOPHYSES.

DIX-SEPTIÈME OBSERVATION.

Fracture de l'apophyse montante de la septième vertèbre cervicale. — Luxation de la seconde vertèbre du col.

Le 3 Novembre 1835, à deux heures de l'après-midi, je me trouvais à Sem pour y voir quelques malades, lorsque le bruit se répand que la veuve Briquet est morte. Elle est

tombée du haut d'un sapin, disait-on de toutes parts. Je
n'eus rien de plus empressé que de me transporter, avec
la foule, à la forêt de Garail, où se trouvait la veuve Briquet. J'arrive au fond de ce bois ; je trouve M. Augé,
prêtre de ladite commune, avec une douzaine de personnes.
Il était là pour donner à cette femme les secours religieux.
et la rappeler, s'il le pouvait, à la vie. Pour cet effet, le
bon pasteur avait eu le soin, avant son départ, de prendre
un flacon de vinaigre et un autre d'eau-de-vie ; mais tous
ses soins demeurèrent sans effet; la veuve Briquet, couchée
sur un tas de feuilles sèches, la tête renversée sur les
épaules, sans sentiment, sans mouvement, son corps aussi
froid que la glace, les yeux à demi-ouverts, la bouche
béante, sans pouls, attendait l'homme de l'art. Il arrive
enfin. A sa vue le prêtre profère ces mots : « Il n'y a rien
à faire ni pour vous ni pour moi ; la femme est morte ».
J'approchai cependant : la tête de cette femme était renversée en arrière, et le larynx assez saillant. Cette position
me donna l'idée que la mort avait été occasionée par une
luxation du col, quoique j'eusse déjà remarqué que l'apophyse montante de la septième vertèbre cervicale fût
fracturée.

Bien pénétré alors de cette idée, je fais soulever le corps
mort sur son séant. Je prie M. le curé de saisir les parties
latérales de la tête, de prendre un point d'appui sur les
épaules de la femme avec les genoux, et de tirer ensuite
la tête de bas en haut et d'arrière en avant, employant
pour cette opération toutes les forces musculaires. Je place
en même temps mes deux pouces à la partie antérieure et
supérieure du col; je pousse en arrière, et en même temps
un craquement se fait entendre : la morte ressuscite en
poussant un soupir... !

L'étonnement et la joie se peignént sur toutes les figures.
D'après mes ordres, tous s'empressent de ramasser du bois
sec. On allume du feu, on fait chauffer des mouchoirs,

des frictions générales sont pratiquées ; tout cela en un instant, mais en vain : la chaleur ne se développe pas. Alors deux sapins furent coupés ; un brancard en fut construit avec quelques cordes et des branches d'arbres. On y plaça la malade, que l'on transporta dans son domicile. Là, d'autres moyens vinrent à notre aide : un lit bien bassiné, des cruchons remplis d'eau bouillante disposés aux diverses extrémités et aux côtés du tronc ; des linges chauds appliqués sur son corps, une cuillerée de temps en temps de potion cordiale, et tous les raisonnemens moraux pour mettre en jeu son courage, firent que, vers l'heure de minuit seulement, la chaleur commença à se faire sentir sur la peau ; le pouls donnait quelques pulsations de plus. La malade reconnut alors ceux qui l'entouraient. En ce moment une saignée du bras fut pratiquée, et vers les quatre heures du matin une application de sangsues fut faite le long de la colonne cervicale ; un vaste cataplasme de farine de lin fut appliqué sur les piqûres.

Un mieux se fait remarquer chez la malade à dix heures du matin. Elle me dit alors qu'elle est dans l'impuissance de mouvoir son bras droit et l'extrémité inférieure du même côté. J'examinai ces parties ; je les pinçai : elle sentit parfaitement ; mais la paralysie du mouvement était complète. Une seconde saignée du bras est pratiquée, et douze sangsues sont appliquées au fondement. A deux heures de l'après-midi les urines n'ont pas encore coulé depuis la veille. Une sonde est introduite dans la vessie, et une grande quantité d'urine est évacuée.

Le 5 au matin, les facultés intellectuelles son intègres ; des douleurs vagues se font sentir aux membres paralysés, mais principalement aux extrémités inférieures. La vessie se trouve pleine ; l'urine est évacuée de nouveau au moyen de la sonde, aidée d'une pression exercée sur la région ombilicale. La paralysie de la vessie me parut alors évidente. Aucune évacuation alvine n'avait eu encore lieu. — 2 onces

d'huile de ricin dans 4 onces d'eau de menthe poivrée,
furent prescrites ; quelques verres d'eau de veau furent aussi
ordonnés pour aider l'action de cette potion huileuse.
Vainement en attendis-je l'effet jusqu'à six heures du soir.
A sept heures, je lui administrai une potion purgative avec
séné, manne et sel d'Epsom.

Le lendemain, pas d'évacuation alvine ; l'état de la malade
est bien. Elle a senti pendant la nuit des borborygmes qui
vont se perdre jusqu'au fond des reins ; elle avait même
ressenti quelques coliques. Comme je l'avais pensé, le
rectum était paralysé. Je fis faire tout de suite un gorgeret,
et je travaillai à la défécation du rectum, qui était farci
de matières assez dures. Après qu'elles furent évacuées, ce
qu'avaient entraîné les deux purgatifs, s'écoula en laissant
en place le gorgeret.

Une sœur de la malade, aussi officieuse qu'intelligente,
fut chargée, après que je lui eus donné quelques leçons,
de sonder et de vider son rectum chaque jour, et
cela pendant trois mois, époque à laquelle la vessie et
le rectum reprirent leur état normal. Une pilule d'An-
derson fut administrée chaque nuit dans cette période de
temps ; une tisane légèrement diurétique fut prescrite pour
boisson.

Le dixième jour de la maladie, j'employai la pommade
stibiée en frictions le long de la colonne vertébrale, qui
donna au moins deux cents pustules, que j'entretins pendant
une vingtaine de jours. Des frictions furent également pratiquées sur les membres paralysés, avec de la teinture
de cantharides. Tout alla fort bien à cette époque.

Vers le troisième mois, comme je l'ai dit, les urines commencèrent à reprendre leur cours naturel, ainsi que les matières fécales. Mais quel fut mon étonnement, à cette
époque, lorsque la malade m'annonça que son sein s'était
extrêmement développé, qu'il était rempli de lait, et que
depuis deux jours que je ne l'avais vue elle s'était trouvée

dans l'obligation de le traire cinq à six fois ! Frappé de ce qu'elle venait de me dire, j'examine son sein, qui, en effet, est très-développé. Pour me prouver son assertion, la veuve Briquet pressa le mamelon, et, en effet, il en jaillit du lait. Cette sécrétion abondante de lait a persisté pendant quatorze mois; elle a ensuite diminué un peu; mais la femme a dû cependant se traire pendant deux ans, deux fois le jour. A cette époque la sécrétion a diminué encore, et la femme n'était obligée de se traire que chaque trois jours. Enfin, le lait a coulé de son sein pendant trois ans. A cette dernière année j'ai examiné le sein, j'en ai fait jaillir du lait, que j'ai goûté et reconnu bon. Ce qu'il y a encore de remarquable, c'est que cette sécrétion laiteuse si long-temps prolongée n'a diminué en rien ni les forces ni l'embonpoint de la femme Briquet, qui jouit en ce moment de la plus florissante santé.

Je livre cette observation à la sagacité des physiologistes.

DIX-HUITIÈME OBSERVATION.

Fracture des apophyses montantes de la neuvième, dixième et onzième vertèbre du dos.

Le 13 Juin 1835, je fus prié par le secrétaire des Jurats de me rendre à Goulier pour y soigner le nommé Séguélas Nistet, qui venait d'être enseveli, dans un éboulement, aux mines de Rancié. Le mineur fut atteint de trois fractures, à la colonne vertébrale, d'une fracture à la tête et d'une fracture à la jambe gauche. La commotion que le blessé avait ressentie sur la colonne vertébrale avait retenti, soit sur les organes de la respiration, soit sur les organes de la digestion. Les fractures furent réduites, et placées dans divers appareils. Celles du dos étaient celles qui incommodaient le plus le malade; il fallut remédier à cet inconvénient. Je fis faire un corset armé de deux coussins qui portaient principalement sur les parties latérales de la colonne vertébrale, afin de laisser un espace libre aux vertèbres fracturées et permettre au corps du malade de reposer tout-à-fait sur les coussins.

Le traitement général pour ces diverses fractures fut les saignées générales et locales, les résolutifs et les moyens diététiques jusqu'au quinzième jour. A cette époque quelques alimens furent accordés au malade. Les fractures marchèrent promptement vers la guérison : celle de la tête fut complétement consolidée au trentième jour ; les fractures du dos le furent au quarante-cinquième, et la jambe ne le fut qu'au soixante-cinquième. Le malade quitta son lit quelques jours après cette époque pour être placé sur une chaise de repos. Son état général de santé était bien, seulement il éprouvait une certaine gêne à la colonne vertébrale. Je l'examinai de nouveau, et je remarquai une incurvation du côté droit. Des cautères, au nombre de dix, furent appliqués le long de la colonne dorsale : ils produisirent le redressement. Les eaux d'Ax lui furent prescrites ensuite en boisson, bains et douches, ce qui compléta la guérison. Ce mineur put reprendre ses occupations ordinaires après ce long traitement.

DIX-NEUVIÈME OBSERVATION.

Le 25 Mai 1839, je reçus avis du secrétaire des Jurats de me transporter au plus vite auprès du nommé Michel Galy, dit Miquelette, qui venait d'être blessé aux mines de Rancié. Je partis tout de suite avec M. Laugé, curé de cette commune, qui se trouvait à Vicdessos. Nous pressâmes si fort nos chevaux, que nous arrivâmes à Goulier avant que le blessé y fût transporté. Nous cheminâmes alors vers Rizoul pour aller à sa rencontre. Le blessé ne pouvant proférer aucune parole, le ministre de la religion lui donna l'absolution, et nous partîmes pour le village. Lorsqu'il fut arrivé chez lui et placé dans son lit, je pris connaissance des causes de l'accident, et je me livrai à un examen rigoureux.

Je remarquai d'abord que les conjonctives étaient injectées
de sang, et les facultés intellectuelles complétement anéan-
ties ; une énorme meurtrissure se faisait remarquer à la
région du dos ; les apophyses montantes des vertèbres cinquième et sixième étaient facturées, ainsi que la cinquième
et la sixième des vraies côtes. Je remarquai encore
une fracture complète du tiers inférieur de la jambe
droite. Dans cet état de choses, je commençai par pratiquer au malade une large et abondante saignée au bras ;
soixante sangsues furent appliquées sur la région du dos.
Ces opérations soulagèrent le blessé et lui firent reprendre
ses sens. Les fractures furent réduites, et soumises à un
appareil convenable. Les fractures des côtes et des apophyses se consolidèrent les premières, puis vinrent celles
de la jambe. Une incurvation de la colonne vertébrale se
montra ; des cautères potentiels y furent appliqués. Les eaux
thermales sulfureuses d'Ax ont été prescrites, et enfin, après
trois ans de soins assidus et de bien des souffrances de la
part du malade, j'eus la douce satisfaction de le voir rentrer à ses travaux des mines.

FRACTURES DU BASSIN.

VINGTIÈME OBSERVATION.

Le 25 Février 1833, un mineur vint me prévenir de me
rendre aussitôt auprès du nommé Antoine Dengean, qui
venait d'être écrasé dans l'intérieur des mines. Sans doute,
ajouta-t-il, que vous le trouverez mort à votre arrivée. Dès
que je fus rendu auprès du blessé, je le trouvai dans son lit,
poussant des cris de douleur. Il est impossible, disait-il,
qu'on me soulage ; je n'ai plus besoin que d'un prêtre. Le
malade avait quelques raisons de parler ainsi : l'état de ses
blessures était grave ; par suite de la forte pression qu'il
avait reçue, la clavicule droite avait été fracturée, ainsi que

deux des vraies côtes du côté droit; le sacrum avait été également fracturé à la partie moyenne, avec l'os innominé du côté droit. La pression avait été si forte sur le bassin, que la vessie avait été rupturée; par suite, l'urine s'était épanchée de la partie supérieure du pubis et la région de l'aine, jusqu'à la partie supérieure de la cuisse. Après l'examen des blessures, je réduisis toutes les fractures, et les soumis les unes et les autres à un appareil : tous les moyens propres au soulagement du blessé furent mis en usage. Mais quel fut mon étonnement le lendemain, de trouver une tumeur rénitente, crépitante et légèrement transparente, qui s'étendait depuis la région pubienne, à la crête de l'os des îles, jusqu'à la partie supérieure de la cuisse! A la première vue, je crus qu'une portion des intestins grêles avait été refoulée sous la peau. Je me trompais; c'était un épanchement d'urine. Une ponction à l'aide de la lancette fut alors pratiquée sur la tumeur; une quantité considérable d'urine fut évacuée. Le malade me dit qu'il n'avait pas uriné depuis le moment qu'il avait reçu la blessure. Une sonde de gomme élastique fut introduite alors dans la vessie, et les urines s'écoulèrent goutte à goutte durant le temps de la cicatrisation de la vessie. Le troisième jour de la maladie, une plaque brunâtre se dessina de la partie supérieure du pubis et la région de l'aine, jusqu'à la partie supérieure de la cuisse. Elle fut enlevée insensiblement, et ce fut vers le sixième jour que je pus remarquer l'issue par où était sortie l'urine. C'était ce liquide qui avait formé la tumeur décrite, et qui se trouvait entre les deux muscles pyramidaux, qui parurent complétement à nu sans la moindre trace de tissu cellulaire. Cette large et vaste plaie fut traitée d'après les règles de l'art, et conduite jusqu'à parfaite guérison. Les urines reprirent leur cours naturel; la sonde fut alors enlevée; la soudure des fractures s'opéra insensiblement. La fracture qui le tourmenta le plus fut celle du sacrum, à cause de la position qu'il devait toujours garder. Vers le quarantième jour de la maladie, lorsque tout avait jusque-là marché selon mes désirs, ceux du malade et de tous ceux qui le connaissaient, le quarantième jour, dis-je, vers l'heure de minuit, le malade fut saisi par un violent point de côté, qui lui ôtait la parole; sa respiration était entrecoupée et précipitée. On vint me chercher en toute hâte; j'arrivai auprès du moribond, je trouvai auprès de lui le ministre de la religion qui lui administrait les derniers sacremens. J'examinai le malade, je serrai son bras, lui ouvris la veine et la laissai couler jusqu'à ce que la douleur eût diminué, et la respiration se rétablit un peu. Quelques instans après j'appliquai trente sangsues sur le côté douloureux, et bientôt après le malade respira à son aise. Au quarante-neuvième jour les fractures de la clavicule et des côtes étaient consolidées. L'os des îles le fut vers le cinquantième, et enfin la soudure du sacrum fut complète le quatre-vingtième jour. Le blessé, qui est demeuré sans difformité, mais qui a eu une longue convalescence, a repris les travaux des mines un an après.

Si je n'avais pas vu moi même et soigné ce blessé, je n'aurais jamais pu croire que cet homme eût pu survivre à la forte pression qu'il avait reçue, et au désordre qu'elle avait occasioné. Mais j'assure que ce que je dis est la pure vérité, et j'offre encore à ceux qui n'y croiraient pas, la pièce de conviction.

VINGT ET UNIÈME OBSERVATION.

Le 19 Novembre 1832, M. l'ingénieur Roverchon descendait des mines vers six heures du soir; arrivé près du pont de Vicdessos, il voit tomber un homme dans la rivière : que l'on juge de son étonnement! Il n'eut rien de plus empressé que de venir me donner avis de cet accident. Nous nous rendîmes aussitôt sur le lieu, accompagnés de quelques personnes, et nous trouvâmes en effet le nommé François Dengean, mineur d'Auzat, qui venait de faire une chute d'à peu près vingt-cinq mètres. Après lui avoir donné les premiers soins, nous le fîmes placer sur un brancard pour le faire transporter chez lui : il était moribond. Après l'avoir fait placer dans un lit, je l'examinai attentivement, et je reconnus qu'il avait la quatrième et la cinquième des vraies côtes fracturées, le bras droit luxé et l'os des îles fracturé. Dans cet état de choses, je commençai par pratiquer une saignée au bras gauche du malade ; quelque temps après il vomit une assez grande quantité de vin, ce qui parut également le soulager. Les fractures furent réduites et soumises à des appareils appropriés. Ce mineur fut parfaitement guéri au troisième mois, et reprit ses travaux des mines au cinquième.

VINGT-DEUXIÈME OBSERVATION.

Le 13 Mars 1835, le mineur Augé-Jérôme Tachaire fut enseveli dans un éboulement aux mines de Rancié ; il en fut retiré dans l'état suivant : deux fractures compliquées à la tête, dix plaies contuses aux diverses régions du corps, fracture de l'os des îles du côté droit, perte de sentiment : en somme, on le crut mort. Ses parens étaient dans la plus grande désolation ; ils ne voulaient pas même me permettre de le toucher. J'insistai, et après avoir lavé son corps, je reconnus les lésions déjà décrites ; je relevai ensuite les pièces osseuses du crâne qui se chevauchaient et comprimaient le cerveau. Cette opération faite, le malade reprit ses sens ; la fracture de l'os des îles fut réduite, et les diverses plaies contuses furent pansées. Une large saignée fut pratiquée, et le malade fut soumis à une diète sévère. Des pansemens réguliers eurent lieu jusqu'à parfaite guérison. Quatre mois après il fut guéri radicalement, et reprit ses travaux des mines quelques jours après.

VINGT-TROISIÈME OBSERVATION.

Le 28 Septembre 1836, je fus prié de me rendre au plus vite chez le nommé Joseph Dandine, *courreiré* de Saleix. Je m'y transportai à l'instant, et je trouvai le malade poussant des cris de douleur épouvantables. Après m'être informé de la cause qui avait produit cet accident, on me rapporta qu'étant dans un champ, entraîné par la chute d'une pierre devant servir à la construction d'un mur de soutenement tout près d'une excavation, une seconde pierre se serait détachée sur lui, l'aurait renversé à terre, aurait comprimé la fesse gauche, tandis que la droite reposait sur la terre. La compression que la pierre exerçait sur son ventre aurait suffi pour le faire mourir, sans le secours de quelque assistant. Muni de ces renseignemens, j'examinai le blessé en conséquence; je remarquai, sans beaucoup de difficulté, que l'os innominé du côté gauche avait été fracturé. Cette pièce osseuse fut remise à sa place, et cela ne fut pas sans peine. La réduction de la fracture opérée, et un bandage convenable appliqué, je m'informai avec le malade s'il avait uriné depuis long-temps; il me répondit qu'il y avait cinq heures. Une saignée générale fut pratiquée; le malade fut soumis à la diète, et une tisane appropriée à son état lui fut prescrite. Le lendemain les urines n'avaient pas encore coulé : je sondai le malade. Cette opération dut être pratiquée jusqu'au cinquième jour; à cette époque les urines reprirent leur cours naturel, la fracture marcha de jour en jour vers sa consolidation, et le malade reprit ses occupations ordinaires trois mois après, jouissant du libre exercice de ses fonctions, et n'ayant éprouvé, par suite de cette fracture, aucune difformité ni gêne.

VINGT-QUATRIÈME OBSERVATION.

Maury Vincent, dit Barthero, mineur d'Olbier, fut transporté chez lui le 9 Novembre 1842 : un bloc de minerai venait de se détacher de la route de son chantier, et l'aurait inévitablement tué sans le secours de ses compagnons, qui retinrent en partie le bloc. Cependant il fut vivement pressé, car deux des vraies côtes du côté droit furent fracturées, et pénétrèrent dans l'intérieur de la poitrine; par suite, emphysème considérable de tout le côté droit, luxation du bras du même côté et fracture de l'os des îles également de ce même côté. Tel est l'état dans lequel je trouvai ce blessé. Mon premier soin fut de réduire les fractures des côtes, afin de donner un libre cours à la respiration ; la luxation du bras fut aussi réduite, et tout après celle de l'os des îles. La pression qu'avait exercée ce bloc sur le côté droit avait donné lieu à de vastes ecchymoses ; aussi mon premier soin fut-il de pratiquer une saignée générale et d'appliquer tout après quatre vingts sangsues sur les diverses régions qui me parurent les plus douloureuses. Des cataplasmes de farine de lin furent appliqués ensuite sur les morsures des sangsues, et un vulnéraire laudanisé fut prescrit. Des bandages convenables furent appliqués sur les diverses parties fracturées, des soins consécutifs ont été donnés au blessé, et le 24 Décembre suivant le malade promenait dans sa maison sans éprouver la moindre gêne ni la moindre difformité.

FRACTURES DE LA CLAVICULE.

VINGT-CINQUIÈME OBSERVATION.

Le 17 Mai 1836, je fus appelé auprès du mineur Augé-Joseph Rabiou, de Goulier, pour lui donner mes soins. Comme il chargeait une mine, me dit-il, et comme il finissait de la bourrer, l'aiguille dont il s'était servi pour cette opération, et qui était de fer, fit feu : la mine éclata, lui creva l'œil gauche, lui endommagea le droit, et parsema sa face de diverses plaies contuses. Un bloc lui brisa la clavicule gauche, et déchira les tégumens de cette région ; sa main droite fut également endommagée. Après avoir extrait de ces diverses blessures tous les corps étrangers qui les encombraient, je réduisis la fracture de la clavicule, et pensai ensuite les autres plaies. Une saignée générale fut pratiquée ; une application de sangsues fut faite derrière les apophyses mastoï-des, et un colyre résolutif fut prescrit. Quelques jours après, un séton fut appliqué à la nuque du col ; des panse-mens réguliers eurent lieu jusqu'à la guérison du blessé, qui fut parfaite au cinquante-cinquième jour, et la clavicule fracturée est demeurée sans difformité.

Réflexions.

Jamais je n'aurais obtenu un calus régulier dans cette frac-ture, si je n'avais employé un appareil de carton fenêtré qui correspondait à la déchirure des tégumens, et ce fut à l'aide de cette petite fenêtre que je pansai le malade jusqu'au vingtième jour sans toucher l'appareil contentif. Le malade fut docile, il remplit toutes mes prescriptions ; aussi s'est-il bien trouvé de son obéissance et des soins que je lui avais prodigués.

VINGT-SIXIÈME OBSERVATION.

Le 19 Décembre 1835, le nommé Louis Augé, de Goulier, mineur de Rancié, descendait desdites mines, conduisant à Cabre plusieurs mulets ; après les avoir déchargés du mi-nerai qu'ils portaient, il monta sur l'un d'eux ; arrivé à quelque distance du pont de Vicdessos, le mulet qu'il mon-tait s'abattit sur la glace. Il avait mis son fouet en bandou--lière ; le manche, qui en était fort et flexible, forma l'arc, quand dans la chute du jeune homme il frappa et s'ap-puya sur la glace ; un de ses bouts prit aussi point d'appui sur la clavicule gauche et la lui fractura. C'est après cet acci-dent qu'il vint réclamer mes conseils et mes soins. Je pro-cédai de suite à la réduction de la fracture, je la sommis à un appareil convenable, et quarante jours après le blessé put reprendre ses occupations ordinaires, sa fracture n'ayant occasioné aucune difformité.

VINGT-SEPTIÈME OBSERVATION.

Le 15 Mai 1835, le nommé Serres Benturo, habitant de la commune d'Auzat, vint réclamer mes soins. Son fils cadet venait de faire une chute, et s'était fracturé la clavicule du côté droit. Le fragment extérieur de cette fracture avait légèrement déchiré la peau ; le blessé souffrait beaucoup. La réduction de la fracture fut opérée ; un appareil convenable et inamovible fut appliqué ; cela fait, le malade éprouva un soulagement notable qui s'est soutenu jusqu'à parfaite guérison ; mais aussi faut-il avouer que, jeune, rempli de bon sens et d'intelligence, il a, par son obéissance à mes conseils, puissamment contribué à ce que j'obtinsse la consolidation de cette fracture sans difformité.

VINGT-HUITIÈME OBSERVATION.

Isidore Pujol, de Vicdessos, conduisit chez moi son fils aîné, en me priant de lui donner mes soins, et de dresser un rapport sur l'état de ses blessures. Je procédai de suite à l'examen de ces dernières ; je remarquai diverses contusions à la tête et au dos ; je vis en outre que la clavicule droite avait été fracturée. Cet enfant venait d'être foulé aux pieds par un cheval vigoureux. La fracture fut immédiatement réduite et soumise à un appareil inamovible ; les contusions furent pansées ; trente jours après la fracture fut consolidée, et n'a occasioné aucune difformité.

FRACTURES DES COTES.

VINGT-NEUVIÈME OBSERVATION.

Le nommé Rouzeaud Chicane, un de nos mineurs les plus intelligens et les plus probes, que la nature avait destiné à un tout autre état qu'à celui qu'il exerce, étant à son chantier de Lauriette le 1.er Octobre 1835, fut frappé par un bloc de minerai, qui lui fractura la cinquième et la sixième des vraies côtes du côté droit. Une ecchymose considérable envahissait le côté gauche de la poitrine, et l'acte de la respiration s'opérait avec beaucoup de difficulté. Dans cet état de choses, je commençai par faire une saignée du bras au malade, et une forte application de sangsues eut lieu sur le côté blessé ; cela fait, je procédai à la réduction des fractures. Un appareil convenable fut appliqué sur les fractures, et des soins réguliers furent donnés au malade jusqu'à sa parfaite guérison, qui s'opéra vers le cinquantième jour ; car un léger catarrhe de poitrine était venu se joindre à la maladie principale ; ce qui, sans contredit, retarda la consolidation des fractures, qui cependant s'opéra parfaitement sans laisser aucune difformité.

Réflexions.

Si je place ici le mineur Rouzeaud Chicane, c'est pour lui faire occuper dans ce mémoire une place qui lui est légitimement due. Il pourrait et devrait même en occuper toutes les pages, car il peut se flatter d'avoir eu, comme l'on dit, bras et jambes cassés. Aussi, se trouvant à la Préfecture de l'Ariége dans le mois de Décembre 1834 pour y fixer le prix du minerai, conjointement avec les maîtres de forges, une contestation s'éleva sur ledit prix ; dans le feu de la discussion, un maître de forges dit à Rouzeaud : « L'apprentissage de mineur ne vous coûte rien ». Chicane répondit qu'ils l'apprenaient avec leurs os, etc.

TRENTIÈME OBSERVATION.

Le 7 Août 1831, je fus invité de me rendre à Arconac pour y voir la nommée Marguerite, veuve Rousse-Batiol, âgée de 74 ans. Cette femme, à la suite d'un faux pas, était tombée sur un escalier ; par suite de cette chute sur le côté gauche, trois côtes furent fracturées, savoir : la quatrième, la cinquième et la sixième des vraies côtes. Un gonflement considérable paraissait sur les régions fracturées, accompagné d'une vaste ecchymose transversale. Cette femme respirait avec difficulté, car à chaque inspiration elle poussait un cri de douleur. Son âge avancé joint à la petitesse du pouls, me fit un devoir de ne pas employer la méthode antiphlogistique. Vu l'état de souffrance de cette malade, je réduisis de suite les fractures. Un appareil convenable fut appliqué, et les compresses placées sous l'appareil furent tenues, pendant cinq ou six jours, dans un état d'humidité. Par cette méthode médicatrice cette bonne femme éprouva de jour en jour une amélioration sensible. Vers le septième jour le premier appareil fut levé, et une seconde situation fixe fut donnée ; tout alla pour le mieux, et la blessée fut guérie vers le cinquante-cinquième jour.

Réflexions.

L'âge avancé de cette femme et la faiblesse de sa constitution physique et morale, me firent d'abord craindre que la réunion des pièces osseuses ne s'effectuerait pas. Mais l'appareil contentif et inamovible que j'appliquai attira vers le lieu d'élection une fluxion qui devint pour la malade extrêmement propice, et sans laquelle peut-être le calus n'aurait pas eu lieu.

TRENTE ET UNIÈME OBSERVATION.

Le 25 Janvier 1832, je fus prié par M. l'ingénieur Boudousquier de me transporter au village de Goulier, pour y donner mes soins à Arnaud Séguélas-Biroulet, mineur de Goulier. Il venait d'être enseveli dans un éboulement ; il en fut retiré avec une fracture de l'omoplate droite de la troisième et quatrième des vraies côtes du même côté, une plaie contuse à la tête assez considérable, et de plusieurs contusions sur diverses parties du corps. Les antiphlogistiques furent mis en jeu, des bandages convenables furent appliqués sur les divers os fracturés, et le blessé put reprendre ses occupations ordinaires vers le cinquantième jour. Il est demeuré sans difformité ; l'acte de la respiration n'éprouve aucune gêne, non plus que les mouvemens du bras.

TRENTE-DEUXIÈME OBSERVATION.

Comme je me trouvais à Goulier vers les dix heures de la nuit, on vint me chercher pour me transporter à Auzat, afin

de donner mes soins au nommé Dengean Jean Mousterri,
dit Cantou, boucher âgé de 35 ans, qui venait de recevoir
un coup de baïonnette au côté gauche de la poitrine.
Après ce récit je partis à l'instant ; j'arrive auprès du
malade, où je trouve M. le maire d'Auzat et la gendar-
merie. Dengean était dans son lit ne pouvant plus respirer,
ayant des étouffemens et des syncopes, et crachant de
temps en temps un sang écumeux ; une grande partie de
son corps et notamment toute la poitrine étaient emphysémateuses. Dans cet état de choses mon premier devoir fut
d'agrandir la plaie ; à cet effet, une canule fut introduite au
centre de la plaie, et les tégumens furent divisés de haut
en bas et de bas en haut. La première des vraies côtes, qui
avait cédé à la force de l'instrument vulnérant, n'était pas
revenue sur elle-même comme je l'avais cru ; aussi l'in-
cision que j'avais faite à la peau me facilita-t-elle grande-
ment pour en reconnaître la position. Les deux pièces
osseuses chevauchaient ; ce fut même avec peine que je
réduisis cette fracture, vu la grande gêne qu'éprouvait le
malade dans l'acte de la respiration. Dès-lors j'abandonnai
la réduction, et je pratiquai au malade une large saignée
du bras. Après l'avoir laissé reposer pendant quelques instans je repris l'opération, et je parvins facilement à réduire
la fracture ; cela fait, je réunis la plaie, j'appliquai un petit
coussin de sparadrap sur elle, et avec une autre forte bandelette de sparadrap je la divisai autant que possible, afin
d'éviter le parallélisme de la plaie intérieure avec la plaie
extérieure. Un bandage de corps fut appliqué autour de la
poitrine, fixé par une bande fenêtrée; des embrocations avec
l'huile canfrée furent faites sur toutes les parties emphysémateuses ; une seconde saignée fut pratiquée au point du
jour, et le malade m'offrit à cette heure quelque espérance de
succès. Je le revis le soir : l'emphysème avait légèrement
fléchi. La respiration était encore pénible ; l'expectoration
sanguinolente tenait toujours. Une large saignée du bras fut

encore pratiquée ; le sirop de digitale pourprée fut prescrit ;
une tisane d'orge et de chiendent nitrée fut également or-
donnée ; ces moyens médicinaux furent continués jusqu'au
cinquième jour, époque où l'expectoration sanguinolente
cessa ; la respiration approchait de l'état naturel. Ce même
jour la plaie fut pansée. La réunion avait eu lieu à ses
deux extrémités ; le centre seulement m'offrit un peu de
suppuration. Après avoir pratiqué quelques frictions avec
l'huile camfrée sur toute la poitrine et les autres régions
emphysémateuses, une bandelette de sparadrap fut appliquée sur la plaie, et le bandage contentif fut remis à sa
place. Mes visites quotidiennes me firent apercevoir de plus
en plus une amélioration sensible. Le malade fut mis au
régime des blessés ; la fracture se consolida, et vers le
vingt-cinquième jour il quitta son lit, et bientôt après
il reprit ses occupations ordinaires, quoique encore un
peu faible. Ce jeune homme, qui a recouvré sa santé, a
été généreux envers son assassin ; il lui a fait grâce sans en
recevoir la moindre rétribution.

TRENTE-TROISIÈME OBSERVATION.

Le 10 Février 1841, M. Barbe, conducteur principal des
mines de Rancié, me donna avis, vers les quatre heures du
soir, de me transporter au domicile de Marc Lannes, dit
Briquet, mineur de la commune de Sem, habitant depuis
quelques jours la commune de Vicdessos.

Ce mineur venait d'être enseveli dans un éboulement, et
un gros bloc l'avait vivement pressé sur les parois de la poitrine. Assisté de suite par ses compagnons, le gros bloc fut
détourné ; mais Briquet ne donnait aucun signe de vie. On
le transporta alors à l'extérieur des mines, et là il regorgea
le sang trois ou quatre fois. Arrivé auprès de lui, sa respiration était extrêmement gênée ; à chaque inspiration il
poussait une plainte, toussait fréquemment et crachait le
sang. Quand le blessé fut placé sur son lit, je m'aperçus

bientôt d'une tumeur emphysémateuse, dont la peau était violacée, et qui envahissait principalement la partie latérale gauche de la poitrine, mais surtout le creux de l'aisselle, qui était tuméfié comme un ballon. J'explorai avec soin cette région, et je remarquai bientôt que la troisième la quatrième et la cinquième des vraies côtes avaient été fracturées à leurs tiers inférieurs. Une large saignée fut pratiquée au malade ; les fractures furent réduites, et cinquante sangsues furent appliquées sur la région tuméfiée et ecchymosée. Un cataplasme de farine de lin fut placé sur les morsures des sangsues, et soutenu par un bandage de corps. Le lendemain au matin l'expectoration sanguinolente continuait encore ; une autre saignée générale fut encore pratiquée, ce qui parut soulager le malade. Le cataplasme fut renouvelé le matin et le soir, et une légère potion calmante lui fut administrée ; pour boisson ordinaire, de la tisane d'orge légèrement nitrée. Le troisième et le quatrième jour se passèrent assez bien ; la respiration devint moins laborieuse, l'expectoration sanguinolente cessa au cinquième jour, et enfin au sixième j'appliquai un appareil inamovible ; le malade fut mis au bouillon, et quelques jours après à la bouillie d'avoine, et enfin vers le dixième jour une nourriture plus abondante lui fut accordée. Tout alla de mieux en mieux ; les fractures furent consolidées vers le trentième jour, et le malade commença à promener dans sa maison. A cette époque l'appareil inamovible fut enlevé, et des compresses trempées dans du vin aromatique furent appliquées matin et soir. Le sieur Lannes Briquet est demeuré sans difformité ; il n'éprouve aucune gêne de la respiration, et porte parfaitement sa volte.

TRENTE-QUATRIÈME OBSERVATION.

Le 25 Septembre 1841, je fus prié de me rendre à Siguer pour y donner mes soins au nommé Pierre Sullac, maréchal-ferrant. Cet homme, qui venait de monter dans un galetas, se laissa choir sur diverses poutres. Par suite de cette chute il resta privé de sentiment et sans mouvement ; l'acte de la respiration demeura suspendu pendant quelque temps; enfin, quelqu'un passant par hasard, le vit dans cet état; les voisins vinrent à son secours, et à l'aide de quelques moyens très-connus du public, on le remit. Il reprit ses sens, mais dans l'impossibilité de mouvoir son bras droit, et d'imprimer à la poitrine le moindre mouvement. Après l'avoir examiné avec soin, je remarquai que le bras droit était luxé, et que la cinquième et la sixième des vraies côtes du même côté étaient fracturées. Je commençai par réduire la luxation ; cela fait, je m'occupai de la réduction des fractures des côtes. J'y réussis, mais avec peine, car Sullac éprouvait des étouffemens qui se répétaient souvent. Comme le côté se trouvait ecchymosé par suite de la forte contusion qu'il avait reçue dans la chute, je plaçai sous le bandage de corps une large compresse imbibée d'eau végéto-minérale aromatisée. Cette compresse fut tenue humectée jusqu'au cinquième jour, époque à laquelle le malade commença à éprouver du repos. Au septième jour un appareil inamovible fut appliqué sur le côté malade, et ne fut enlevé qu'au trentième jour. Sullac est resté bien portant; les fractures sont demeurées sans la moindre difformité ; le libre exercice de la respiration a lieu ; seulement une légère douleur se fait sentir à toutes les articulations du bras avec l'épaule, c'est-à-dire, au membre qui a été luxé. Les eaux thermales sulfureuses d'Ax lui ont été prescrites en bains et en douches; nous pensons d'avance que cela complétera sa guérison.

TRENTE-CINQUIÈME OBSERVATION.

Le 15 Octobre 1842, le nommé Vincent Clastres, tisserand de Junac, vint me prier de me rendre au plus vite chez lui, pour y voir sa femme, qui venait de tomber d'un arbre. Arrivé auprès d'elle, je la trouvai extrêmement oppressée; elle me fit signe avec sa main gauche que son mal se trouvait sur son côté droit. En effet, ayant exploré cette région, je remarquai que la cinquième et la sixième des vraies côtes étaient fracturées. Ce même côté était très-enflé et ecchymosé; je m'occupai tout de suite de la réduction des fractures, j'y parvins après quelques tentatives. Un appareil contentif fut appliqué, et une saignée générale fut pratiquée. Cela fait, la malade me déclara qu'elle était dans l'impuissance de mouvoir son bras droit; je l'examinai, et j'aperçus aisément qu'il était luxé. Je procédai aussitôt à la réduction, et le soumis dans un appareil également contentif. Cette femme n'a pu reprendre ses occupations ordinaires que vers la fin de Novembre.

FRACTURES DU STERNUM.

TRENTE-SIXIÈME OBSERVATION.

Le nommé Bernard Amiel, âgé de 70 ans, propriétaire de Vicdessos, avait depuis quelques jours fait l'achat d'une paire de taureaux. L'un d'eux était atteint de vertige; mais Amiel n'en savait rien. Comme il le conduisait à une de ses propriétés, le vertige le prit sur la grand'route de Vicdessos, et comme il allait se précipiter dans la rivière, Amiel voulut le retenir; il le retint, en effet, et le ramena sur le milieu de la route. Le taureau s'abat de nouveau: Amiel veut encore le secourir; mais l'animal se relève plus furieux, et frappe de ses cornes le malheureux Bernard. Il l'atteignit sur la partie moyenne du sternum, et fractura cet os en travers, c'est-à-dire, entre la troisième et la quatrième côte asternale. Le blessé fut renversé du coup; il eut pendant quelque temps les fonctions de la respiration suspendues, mais conserva ses facultés intellectuelles. La commotion que le blessé reçut sur cette pièce osseuse, vint se réfléchir dans la poitrine, puisqu'il y eut expectoration sanguinolente. Après l'avoir fait placer sur un tabouret, j'eus un homme assez fort qui s'assit sur une chaise, appuya son genou droit entre les épaules du blessé, ses deux mains placées sur les épaules de ce dernier pour retenir en arrière, tandis que, prenant à son tour un point d'appui avec le genou, un autre relevait la tête du malade en la portant en arrière; et enfin, par diverses manœuvres que je pratiquai, les deux pièces osseuses revinrent sur elles-mêmes. Dès ce moment Amiel respira mieux à son aise, et la crainte qu'il avait de croire notre art insuffisant pour remettre les os à leur place, s'évanouit, et le calme revint dans son esprit. Une compresse fut imbibée d'une liqueur vulnéraire, et maintenue ensuite en place par un bandage de corps. La fièvre traumatique se déclara le même jour; les antiphlogistiques furent mis en jeu. Vers le cinquième jour la fièvre cessa; un appareil inamovible fut appliqué sur la poitrine; il fut enlevé vers le trentième jour. Amiel, quoique déjà avancé en âge, jouit d'une bonne santé.

TRENTE-SEPTIÈME OBSERVATION.

Le 15 Septembre 1828, je fus prié de me rendre aussi tôt que possible aux métairies de Suc pour y voir Antoine-Maury Meou, âgé de 56 ans, qui venait de recevoir un coup de soc de charrue sur la poitrine. Arrivé auprès du malade, je le trouvai dans son lit, en pleine connaissance, souffrant, mais sans se plaindre. « Voilà ce qui m'est arrivé, » me dit-il, en découvrant sa poitrine : je venais de labou- » rer un champ, et arrivé tout près d'un mur qui est à » quelques pas d'ici, ma charrue, que j'avais placée sur mes » épaules, a heurté contre lui, et s'est enfoncée dans ma » poitrine. »

Je remarquai, en effet, sur la partie moyenne et supérieure du sternum, une plaie quadrangulaire : l'instrument vulnérant avait enfoncé l'os du sternum, et l'avait divisé vis-à-vis les troisièmes côtes asternales; le fragment supérieur avait légèrement cédé et s'était un peu enfoncé. Je relevai ainsi l'os : je fis asseoir le malade sur le lit ; un de ses enfans, fort et vigoureux comme son père, se plaça derrière lui, le tira fortement par les épaules, en ayant le soin en même temps d'appuyer un de ses genoux sur la colonne dorsale du blessé. Le malade relevait autant que possible sa tête en arrière ; j'introduisis alors le doigt indicateur de la main droite dans la plaie, je la passai sous le fragment supérieur, je tirai sur moi-même, et la réduction se fit instantanément. La plaie fut pansée, un bandage de corps appliqué, et le malade fut ensuite saigné au bras. Des pansemens réguliers furent faits, et au bout de cinquante jours le malade fut radicalement guéri. Cet homme, je dois le dire, était robuste et fort, d'un courage à toute épreuve : jamais je n'avais vu plus belle poitrine que la sienne, soit en contour, soit en développement.

TRENTE-HUITIÈME OBSERVATION.

Le 6 Avril 1842, le mineur Rouzeaud Chicane fut encore blessé aux mines de Rancié. Comme il marchait avec précipitation dans une des galeries de l'Auriette, il trébucha et se jeta à terre. Dans sa chute il rencontre une éminence sur laquelle il tombe, et se fracture le sternum à son tiers supérieur. Le déplacement des os fut peu considérable ; mais la commotion que le blessé avait reçue sur les organes pulmonaires le gênait assez dans l'acte de la respiration, car pendant quelques jours il cracha quelque peu de sang. Après avoir placé le malade convenablement sur un tabouret, je fis placer un aide derrière lui : ce dernier le saisit fortement par les épaules, et plaça ses genoux sur l'épine dorsale ; je n'eus alors qu'à presser assez vigoureusement sur la partie moyenne du sternum, et un craquement se fit entendre ; les pièces avaient repris leur lieu d'élection. Un vaste emplâtre pour la fracture fut collé sur le sternum ; un bandage de corps fut appliqué, quelques autres moyens furent prescrits, et la fracture fut consolidée le 10 Mai. Depuis cette époque

Rouzeaud a repris ses occupations d'ouvrier des galeries de service, et jouit d'une parfaite santé.

TRENTE-NEUVIÈME OBSERVATION.

Le 30 Novembre 1842, je fus appelé auprès de Jean-Pierre Clastres, tailleur de Vicdessos, âgé de 60 ans, et doué d'un tempérament bilioso-sanguin. Cet homme venait d'être transporté d'une de ses propriétés, où il venait de couper un arbre qui dans sa chute venait de l'accoisser ; et sans quelques personnes qui se trouvaient auprès de lui, et qui couraient à son secours pour le débarrasser de ce lourd fardeau, il serait mort sur le coup. Voici l'état dans lequel je l'ai vu : le corps avait acquis un volume extraordinaire à suite d'un emphysème universel, le pourtour des paupières était ecchymosé, une vaste ecchymose embrassait toute l'épaule droite et une grande partie du dos ; fracture de la troisième et de la quatrième des vraies côtes du même côté, fracture de la partie moyenne du sternum ; l'acte de la respiration se faisait péniblement. Dans cet état de choses je m'occupai d'abord de la réduction des fractures des côtes et du sternum ; une large saignée du bras fut pratiquée, et soixante sangsues furent appliquées sur les parties latérales de la poitrine. Malgré la réduction des fractures l'emphysème marchait encore, et tendit toute la peau du malade comme lorsque l'on enfle une outre. La langue commençait à participer à l'emphysème, lorsque je me décidai à pratiquer diverses mouchetures sur les parties latérales du col, et une ponction au scrotum ; car les bourses avaient la figure et la grandeur d'une vessie de porc que l'on aurait insufflée. Je laissai la canule des trois quarts à demeure. Je me rendais deux ou trois fois le jour auprès du malade, et je n'avais qu'à enlever un petit bouchon de l'orifice externe de la canule, pour donner issue à une grande quantité d'air, et soulager ainsi le malade. Enfin vers le quatrième jour, lorsque les plaies des muscles intercostaux et de la plèvre furent réunies, l'emphysème ne fut plus alimenté, et alors, à l'aide d'une légère pression que j'exerçai sur la peau, je conduisis l'air dans le scrotum, par où il s'est presque tout évacué, et vers le huitième jour j'enlevai la canule, qui n'avait produit presque pas d'irritation aux bourses. Vers le cinquième jour le blessé éprouvait quelques légères coliques; il n'avait pas été à selle depuis sa chute : un lavement purgatif fut administré, qui donna lieu à quelques déjections alvines. Dix jours s'étaient déjà écoulés sans que le malade eût pu sommeiller : une potion laudanisée lui fut administrée, et il dormit paisiblement pendant cette nuit. Vers le douzième jour sa bouche était pâteuse et sa langue limoneuse; inappétance de tous les alimens; pas de soif, coliques de temps en temps. Deux onces d'huile de ricin furent administrées dans une tasse de tisane de chicorée; ce purgatif soulagea beaucoup le malade. Vers le quinzième jour l'appétit s'ouvrit, le sommeil reparut, les fractures des côtes marchèrent vers leur consolidation; à cette époque également le sternum commença sa soudure; le malade alla de mieux en mieux, et vers le 24 Décembre il entra en convalescence.

FRACTURES DU BRAS.

QUARANTIÈME OBSERVATION.

Le 5 Mai 1835, un mineur fut détaché des mines pour me donner avis de me transporter au plus vite au village de Goulier, parce que le sieur Jean-Blaise Barbe, mineur et maire de cette commune, venait d'être enseveli dans un éboulement dans l'intérieur des mines de Rancié, et qu'il avait peu de momens à vivre. Je me rendis aussitôt auprès du blessé; je le trouvai encore placé sur le brancard qui avait servi à le transporter. Après avoir ranimé tant soit peu le malade, je fis disposer un lit; je coupai ses habits et

examinai ensuite l'état malheureux dans lequel il se trouvait. A-l'aide d'une éponge et de l'eau tiède, je lavai les
diverses parties de son corps, et principalement les plaies
contuses, qui étaient au nombre de trente-trois, grandes
ou petites. Poussant plus loin mes recherches, je découvris
une fracture du tiers supérieur du bras droit, qui était considérablement gonflée et violacée. Une immense tumeur envahissait la région de l'épaule droite ; l'omoplate était
également fracturée en dessus de l'acromium ; la jambe gauche était encore atteinte d'une fracture complète en son tiers
inférieur, avec tumeur et gonflement considérable.

Dans cet état de choses, je commençai par réunir une
plaie contuse qui avait divisé le lèvre supérieure du côté
droit ; à cet effet deux aiguilles furent placées à travers les
lèvres de la plaie, de même qu'une suture entortillée. La
fracture de la jambe fut réduite et soumise à un appareil ;
le gonflement du bras ainsi que celui de l'épaule étaient si
considérables, qu'il me fut impossible de réduire la fracture
du bras et de l'omoplate. Je plaçai seulement ces membres
dans une position convenable, où je les fixai ; je les couvris
ensuite de compresses imbibées d'eau végéto-minérale aromatisée. Dans la nuit le malade fut saigné au bras, et un nombre considérable de sangsues furent appliquées sur la tumeur de l'épaule et sur la partie supérieure du bras. Après la
chute des sangsues, les applications résolutives furent continuées jusqu'au dixième jour, époque à laquelle je réduisis
la fracture de l'omoplate et du bras. Je les soumis dans un
appareil commun, appareil qui était de carton, et fixé à
l'aide d'une bande roulée. Le malade fut visité quotidiennement pendant cinquante jours ; à cette époque la fracture
de la jambe fut consolidée sans la moindre difformité. Vers
le soixante-cinquième jour, l'appareil inamovible que
j'avais appliqué sur le bras et sur l'omoplate fut enlevé, et
le membre fut mis en liberté. Cette extrémité, qui était demeurée dans une seule et même position fixe pendant tout le

temps dé la consolidation, demeura aussi engourdie durant
quelques jours ; mais à l'aide d'un cataplasme émollient et
de l'emploi du baume d'Opodeldoch, le membre reprit
bientôt ses fonctions ; ce membre avait dû recevoir une si
forte pression, qu'au soixantième jour encore le bras et
l'épaule étaient d'une couleur violacée et jaunâtre. Les fractures furent toutes réduites sans difformité, le bras reprit
son état normal, et n'est gêné en rien dans tous ses mouvemens. La convalescence du blessé fut un peu longue.
Dans le mois de Septembre de la même année je l'accompa-
gnai aux eaux thermales d'Ax, d'où il est reparti sain et
sauf : par suite de ces soins continuels, j'ai rendu un père
à une famille nombreuse, et un magistrat bien recommandable à la commune de Goulier.

QUARANTE ET UNIÈME OBSERVATION.

Le 20 Octobre 1832, je fus prié par M. l'ingénieur Roverchon de donner mes soins au mineur d'Olbié Simon
Dandine-Galant, qui venait d'être enveloppé dans un éboul-
lement aux mines de Rancié. Arrivé auprès du blessé, je le
trouvai dans l'état suivant : trois plaies contuses à la tête,
diverses contusions à la poitrine et au dos ; le bras gauche
était fracturé vers son tiers inférieur ; une plaie considérable
longeait la fracture. Après avoir lavé ce membre, qui était
couvert de minerai, je m'occupai à extraire les corps étrangers qui encombraient la plaie. Je pus après cette opération me rendre raison de l'état dans lequel l'os se trouvait :
je reconnus qu'il avait été coupé en biseau. Cinq esquilles
furent extraites ; la plaie fut pansée, et le membre fut posé
sur une gouttière, tant il était gonflé. Vers le vingt-cinquième
jour seulement le gonflement avait diminué ; je pus à cette
époque placer le membre dans un appareil inamovible, et à
l'aide d'une petite fenêtre que j'avais laissée à l'endroit où se
trouvait la plaie, je donnai au membre une situation fixe ;
car la soudure de l'os ne commença que vers le quarantième

jour, parce que jusqu'alors le pus avait inondé les parties ambiantes de la fracture. Enfin à cette époque la suppuration tarit presque en totalité, et le calus commença à se former; j'éloignai alors les pansemens, qui consistaient en un plumaceau de charpie arrosé d'un peu de teinture de myrrhe, et d'une petite couche de cérat. Au soixantième jour le calus prit une certaine consistance; la plaie était presque cicatrisée, mais ce ne fut qu'au quatre-vingtième jour que l'appareil fut enlevé. Des bains locaux furent prescrits, des frictions huileuses furent faites sur l'articulation du bras avec l'avant-bras; des mouvemens de flexion et d'extension furent imprimés journellement au membre. Enfin, après trois mois et demi de soins et de peines, j'ai eu le bonheur de conserver le bras à ce mineur, qui se porte très-bien.

QUARANTE-DEUXIÈME OBSERVATION.

Le 26 Septembre 1826, le nommé Jean Chatari, dit Païlé Joubé, mineur de Goulier, fut enseveli dans un éboulement aux mines de Rancié. En l'absence de M. Arispure, alors médecin des mines, je fus prié par M. l'ingénieur Marrot de donner mes soins au blessé. Le docteur Arispure avait fait les deux premiers pansemens. Voici l'état dans lequel je trouvai le malade : plaie contuse et fracture à la tête (région de l'occipital); gonflement considérable du bras droit, fracturé au tiers supérieur; la fracture était en bec-de-flûte.

J'ai à faire remarquer que ce bras fracturé avait été luxé il y avait alors six ans, et la luxation n'avait pas été réduite.

Dans cet état de choses j'eus l'idée singulière d'un appareil tout-à-fait nouveau; avec son aide j'eus l'intention de maintenir la fracture en juxta-position. Mais quel fut mon étonnement, lorsque la fracture fut consolidée vers le cinquantième jour, à la levée de l'appareil, de voir que la luxation avait été réduite, et que le membre, au lieu d'être pendant, et la main constamment tournée en dehors, exécuta toutes ses fonctions. Il est aisé de voir que par suite de ce même moyen mécanique la luxation se trouva réduite. Le fait que j'avance a été apprécié par tous ceux qui connaissent ce mineur. Ce vénérable vieillard disait en son langage à tous ceux qui voulaient connaître l'auteur de cette opération : « D'un bras qui nou balio rés , moussu Jouliou m'en a feit un bou ». L'appareil dont je viens de parler a été vu par plusieurs médecins, et notamment par M. Noulet, botaniste distingué, actuellement professeur d'agriculture à l'École de Médecine de Toulouse.

J'adressai cette observation à M. le préfet de l'Ariége, et les soins donnés à ce mineur me furent payés par l'administration.

QUARANTE-TROISIÈME OBSERVATION.

Le 21 Octobre 1825, je fus prié de me transporter à Goulier pour y donner mes soins au nommé Jammes Pech, mineur de Goulier. Le blessé avait déjà reçu les soins du docteur Arispure. Son bras droit était considérablement gonflé, violacé, et une large plaie se faisait remarquer à la partie moyenne et antérieure du bras ; cette plaie avait été réunie par première intention : j'en enlevai le sparadrap, et je rouvris la plaie, qui laissa échapper un demi-litre de sang à demi-corrompu. Le bras du blessé se trouvait fracturé vers le tiers supérieur ; l'épaule était aussi considérablement gonflée, et un écoulement sanguin s'y faisait remarquer. Le malade était dans son lit, ayant souvent des étouffemens, pouvant respirer à peine, et tombant de temps en temps dans le délire.

Dans cet état de choses, je crus convenable d'ouvrir cette tumeur sanguine que j'avais aperçue derrière l'épaule. A cet effet je plongeai un bistouri vers la partie inférieure de la tumeur ; environ un demi-litre de sang en partie corrompu fut évacuée ; un cataplasme de farine de fèves fut ap-

pliqué sur la partie malade. Je réduisis ensuite la fracture
du bras, que je plaçai dans un appareil convenable. Des
pansemens réguliers furent faits, la plaie du bras se cica-
trisa, la fracture se consolida, et ce mineur, robuste, fort
et vigoureux, se sert de son membre comme s'il n'avait
jamais souffert aucune atteinte.

QUARANTE-QUATRIÈME OBSERVATION.

Le 2 Juillet 1842, je reçus avis de me transporter dans
la commune de Goulier pour y donner mes soins au mineur
François Augé, dit le Tristé, qui venait d'être blessé aux
mines de Rancié. Voici l'état dans lequel je le trouvai : trois
contusions à la tête ; deux fractures au bras droit, accompagnées d'un gonflement considérable et de contusions ; les
deux jambes étaient ecchymosées à cause des fortes pressions
qu'elles avaient reçues. Après avoir fait disposer un lit, où
fut placé le malade, je procédai d'abord à la réduction des
fractures ; un appareil provisoire fut ensuite appliqué pour
maintenir ces fractures ; les membres qui avaient reçu des
contusions furent enveloppés de compresses trempées dans
une liqueur résolutive ; pareille application avait déjà été
faite au membre fracturé, avec prescription de tenir sans
cesse humectées ces diverses compresses. Vers le huitième
jour l'enflure du bras avait en partie disparu ; le membre fut
alors placé dans un appareil inamovible ; ce jour-là le blessé
ne ressentait aucune souffrance. Tenu jusqu'à cette époque
au bouillon, il lui fut permis de manger une soupe et un
petit morceau de viande ; la nourriture fut quotidiennement
augmentée. Depuis lors jusqu'au vingt-sixième jour, je
visitai deux fois seulement le malade ; je m'informai de son
état ; il me répondit que tout allait à merveille. Je le visitai
encore au trentième jour, et je m'aperçus alors que l'appareil
inamovible que j'avais appliqué, avait été défait par le malade, que les os de la fracture inférieure chevauchaient, et
que le membre était court au moins d'un pouce. Je demandai

au malade pourquoi il avait défait l'appareil ; il me répondit tout naïvement, qu'étant tracassé par les puces il avait défait son appareil, et l'avait fait ensuite réappliquer par sa femme. Deux mineurs étaient présens à ce récit ; ils étaient l'un et l'autre forts et vigoureux : je leur fis prendre le membre, et les priai de tirer autant que leurs forces le leur permettraient. Je rompis l'adhérence de la fracture inférieure, et je replaçai les pièces convenablement. L'appareil inamovible fut appliqué de nouveau, et au cinquantième jour j'ai eu mes deux fractures consolidées et sans difformité. J'ai envoyé ce blessé à Ax pour lui faire prendre quelques bains et recevoir quelques douches sur l'articulation du bras avec l'avant-bras, parce que le mouvement de flexion ne pouvait pas s'opérer. Il s'est bien trouvé de l'usage de ces eaux ; il est parfaitement guéri, et va reprendre ses travaux aux mines.

FRACTURES DE L'AVANT-BRAS.

QUARANTE-CINQUIÈME OBSERVATION.

Le nommé Joseph Jaumés, d'origine espagnole, âgé de 45 ans, mineur de Goulier, venait de faire un trou de mine extrêmement profond, à une énorme pierre de granit. Il avait mis de l'amour propre à faire éclater d'un seul coup cette pierre. Comme il finissait de bourrer la mine, l'aiguille du porte-feu, qui était de fer, fit feu : la mine éclate, et au même instant l'avant-bras et la main de Jaumés sont mis en pièces. Force fut d'amputer l'avant-bras : j'y procédai tout de suite, avec l'assistance du docteur Rousse, et de M. Laugé, curé de Goulier. Les résultats de cette amputation furent si heureux, que le blessé, se trouvant dépourvu de toute ressource, fut placé à l'hôpital de Tarascon pendant quelques jours, pour attendre la chute des ligatures ; je m'y rendis moi-même pour les enlever. Cet homme revint

passer quelques jours à Goulier, et depuis cette époque
placé en qualité de berger, du côté de Pau.

QUARANTE-SIXIÈME OBSERVATION.

Le 12 Mai 1838, je reçus avis du secrétaire des Jurats de
me rendre tout de suite auprès de Labios-Camparol, mineur
de la commune de Sem ; il venait d'être blessé aux mines
de Rancié, dans son atelier de l'Auriette. Arrivé auprès du
malade, je le trouvai déjà dans son lit, en proie à la plus
vive souffrance. Ayant procédé à l'examen de ses blessures,
je remarquai une plaie contuse à la tête ; mais cette plaie
était peu de chose eu égard à l'avant-bras de la main droite ;
cette extrémité était complétement écrasée. La peau de la
partie supérieure de l'avant-bras était divisée, les deux os
étaient fracturés à leur tiers inférieur, les tendons de la
partie supérieure de la main étaient à nu, et trois os du métacarpe étaient fracturés, le deuxième, le troisième et le quatrième. Malgré tous ces ravages, le blessé ne voulut pas se
décider à l'amputation de l'avant-bras. Alors je me mis en
devoir de réunir la plaie de ce membre ; j'en réduisis les
fractures, je réunis ensuite les petits lambeaux de peau qui
me restaient sur la main, et je réduisis les fractures des
trois os du métacarpe ; je plaçai, pour le moment, l'avant-
bras et la main sur un carton, que je façonnai, et j'attendis
avec patience le résultat de ma première opération. Vers le
troisième jour un délire nerveux se déclara ; je le combattis
victorieusement avec des lavemens laudanisés. Une suppuration sagneuse inondait le premier appareil ; après l'avoir
enlevé, je découvris les plaies ; la main me fournit quelques
lambeaux gangrenés. Le membre fut remis dans un autre
appareil, qui était tout bonnement une planchette digitée ;
ce pansement se fit avec du baume d'Arcœus, arrosé de teinture de myrrhe. Au cinquième jour un commencement de
trismus se déclara, la déglutition devint difficile : les lavemens laudanisés furent encore administrés ; les pansemens

furent faits avec du cérat opiacé , et le calomélas anglais fut
administré à haute dose. Enfin , vers le septième jour, il y
eut une amélioration sensible ; les lambeaux gangrenés furent enlevés , et je continuai les pansemens avec le baume
d'Arcœus et la teinture de myrrhe. Enfin, après trois mois de
pansemens réguliers , j'ai conservé la vie à ce mineur. La
fracture de l'avant-bras a été réduite sans difformité ; mais
trois doigts de la main sont demeurés raccourcis, parce que
les tendons extenseurs étaient tombés en mortification ; le
pouce et l'indicateur sont demeurés libres ; le mineur s'en
sert pour écrire ; du reste, il est courbatier , et cela ne le
gêne en rien dans son travail.

QUARANTE-SEPTIÈME OBSERVATION.

Augé Rabiou fils aîné , mineur de la commune de Goulier , fut enseveli dans un éboulement le 15 Mars 1839 ; il
en fut retiré par ses compagnons, qui le croyaient mort.
Transporté à l'extérieur des mines , il fut placé sur un brancard et porté dans son domicile. Mon premier devoir fut de
faire dresser un lit convenable, de couper les vêtemens du
blessé, et de laver une grande partie de son corps, qui était
encore couvert de terre et de minerai ; cela fait, on le plaça
dans son lit avec toutes les précautions qu'exigeait son état.
Deux de ses membres avaient été fracturés par suite de
l'éboulement ; l'avant-bras gauche et la main avaient été
gravement blessés, et la cuisse du côté droit ainsi que la
jambe avaient été comminués. Dans cet état de choses je
commençai de m'occuper des lésions de l'avant-bras, car les
deux os en avaient déchiré la peau. Après avoir bien lavé les
plaies de l'avant-bras et de la main, et en avoir extrait le
minerai qui y était contenu , je réduisis les fractures du
cubitus et du radius (ces fractures étaient en zone) ; les
plaies furent pansées , et je mis le membre dans un appareil
convenable ; je m'occupai de suite après de la jambe et de la
cuisse. La cuisse était fracturée à son tiers supérieur (la

fracture était en bec-de-flûte); elle était enveloppée d'un gonflement considérable. La jambe se trouvait atteinte d'une fracture complète au tiers inférieur; il y avait également gonflement et contusion par suite des fortes compressions qu'elle avait eu à supporter. Je m'occupai enfin de ces dernières réductions. Je réduisis d'abord les fractures de la jambe; cela fait, je réduisis celle de la cuisse. Toutes ces manœuvres causèrent au blessé quelques souffrances; cependant tout marcha pour le mieux. Le malade, courageux et calme, comme le sont ordinairement tous les mineurs, supporta tous les tiraillemens avec patience et résignation. La levée des premiers appareils n'eut lieu que le troisième jour, pour l'avant-bras seulement; l'appareil de la cuisse et de la jambe fut levé au huitième jour; ces membres furent soumis à cette époque seulement à un appareil inamovible, qui fut enlevé au vingt-cinquième jour pour voir l'état où se trouvaient les fractures. La fracture de la cuisse était en grand travail, et les pièces commençaient à être soudées; l'appareil fut réappliqué, et ne fut enlevé qu'au quarantième jour. La fracture de la jambe commençait alors à se consolider, tandis que celle de la cuisse l'était entièrement: l'appareil fut encore appliqué de nouveau, et ne fut enlevé qu'au soixantième jour, époque à laquelle la fracture de la jambe fut consolidée. Durant cet espace de temps les blessures de l'avant-bras et de la main furent pansées journellement jusqu'au quarante-cinquième jour; à cette époque aussi les fractures de l'avant-bras commencèrent à bouillir, et la soudure s'opérait. Elle marcha assez vite dans sa réunion, qui cependant ne fut complète qu'au soixante-cinquième jour, car une petite exfoliation avait eu lieu au radius. Dans ce temps quelques applications de vin aromatique, après la levée des appareils, eurent lieu sur l'avant-bras et la main; plus tard je prescrivis l'usage des bains domestiques, qui rendirent aux membres malades leur souplesse et leur élasticité naturelles.

QUARANTE-HUITIÈME OBSERVATION.

Le 15 Juin 1834, Hilaire Clastres, propriétaire à La-pége, se rendit chez moi pour réclamer mes soins ; la veille il avait fait une chute dans laquelle il s'était fracturé l'avant-bras du côté droit. Une enflure considérable envahissait ce membre ainsi que la main ; une vaste ecchymose se montrait sur tout l'avant-bras. La fracture fut réduite et soumise à un appareil contentif jusqu'au huitième jour ; une eau résolutive tint continuellement les compresses et les bandes mouillées. Au neuvième jour un appareil inamovible fut appliqué ; au vingt-cinquième il fut renouvelé, et au quarantième en-levé ; à cette époque les fractures furent consolidées, et l'avant-bras demeura sans aucune difformité.

QUARANTE-NEUVIÈME OBSERVATION.

M. Victor Tournier, maître de forges et adjoint au maire de la commune de Vicdessos, se rendait de Bordeaux à Toulouse. Descendant de voiture, il s'embarrasse avec son manteau, se jette à terre, et fracture son avant-bras droit au tiers inférieur. La fracture fut complète ; le blessé était tellement saisi par le froid en ce moment, qu'il ne crut pas son membre fracturé. Quelques instans après, s'étant un peu réchauffé, il éprouva de la gêne dans les mouvemens de l'avant-bras ; l'enflure survint, et la douleur se fit sentir. Il fit entourer son membre d'un mouchoir, en fit placer un autre en écharpe, et arriva dans cet état à Tarascon ; il courut vite chez le docteur Vergé, qui lui dit que l'avant-bras était réellement fracturé ; qu'il se rendît à Vicdessos, où l'on ap-pliquerait un appareil convenable ; en attendant il appliqua quelques compresses trempées dans de l'eau-de-vie camfrée, et donna au membre une position fixe.

A peine arrivé à Vicdessos, mon oncle Tournier m'envoya quérir. J'enlevai le bandage qui avait été appliqué. Malgré le gonflement qui existait dans presque tout l'avant-bras et la main, il me fut facile de reconnaître la fracture complète.

Je la réduisis sur-le-champ; je combattis le gonflement par des applications résolutives, et vers le huitième jour il me fut permis d'appliquer un appareil inamovible, qui tint constamment le membre dans une situation fixe jusqu'au trentième jour. Alors je défis l'appareil pour voir l'état dans lequel se trouvaient les fractures; elles étaient presque consolidées. L'appareil fut néanmoins réappliqué jusqu'au quarante-cinquième jour; à cette époque il ne me resta qu'à rendre la souplesse primitive aux articulations des doigts et de la main avec l'avant-bras; j'y parvins aisément. M. Tournier se sert de ce membre comme s'il n'avait jamais été blessé.

CINQUANTIÈME OBSERVATION.

Le 26 Décembre 1841, le nommé Baptiste Dhers, dit Maoumo, âgé de 18 ans, meûnier à Vicdessos, se rendit chez moi avec son bras gauche en écharpe. M'étant informé de la cause qui avait produit son mal, il me répondit que, venant de jeter un demi-sac de grain dans une meule, et voulant ôter quelque chose qui en gênait le fuseau, ce dernier s'était attaché à ses vêtemens, avait entraîné son avant-bras, et l'aurait sans aucun doute broyé s'il n'avait gardé son sang froid et mis en jeu son adresse. Après ce récit j'examinai son avant-bras gauche, et je remarquai une fracture complète vers la partie moyenne, accompagnée de gonflement et d'ecchymoses. Je procédai immédiatement à la réduction des fractures; des résolutifs furent appliqués sur tout l'avant-bras, un appareil inamovible fut placé et enlevé dix jours apres : l'enflure avait notablement diminué, et un second appareil fut appliqué. Vers le trentième jour le dernier appareil fut encore défait : les soudures des os n'avaient pas encore commencé; elles ne commencèrent que le soixantième jour; les fractures ne furent consolidées qu'au centième; c'est alors que l'appareil inamovible fut définitivement enlevé. Des fomentations fortifiantes se firent alors sur le membre blessé, et des compresses de vin aromatique y furent appliquées matin et soir. Ce jeune homme a son membre sans difformité, et n'est gêné en rien dans le libre exercice de ses fonctions.

CINQUANTE ET UNIÈME OBSERVATION.

Le 25 Août 1842, je fus appelé auprès de Mme veuve Vergnies, âgée de 81 ans. Cette vénérable dame, sujette depuis deux ans à de fréquentes attaques d'apoplexie, avait éprouvé, dans la journée du 24, de la pesanteur de tête et un affaissement général. Vers les deux heures du matin du 25, voulant obéir à un besoin naturel, elle descend de son lit; à peine est-elle debout, que la tête l'entraîne; elle se jette sur le plancher, et dans sa chute son bras gauche est fracturé. Un gonflement se manifeste de suite, mais surtout vers le tiers inférieur de l'avant-bras; une vaste ecchymose se faisait apercevoir dans presque la totalité de cette enflure. Ayant procédé à l'examen de cet avant-bras, je remarquai bientôt que le cubitus était fracturé à son tiers inférieur, et que le radius avait été cassé un peu plus haut, c'est-à-dire, à son tiers inférieur et moyen. La crépitation se faisait parfaitement sentir sur les régions fracturées. Un appareil fut tout de suite préparé, et j'opérai sur-le-champ la réduction des fractures. M. du Pont, ingénieur des mines de Rancié, a bien voulu m'assister dans cette opération, et a opéré l'extension. La réduction faite, j'appliquai l'appareil inamovible. Depuis cette époque l'appareil a été enlevé et réappliqué deux fois, et malgré l'âge avancé de Mme Vergnies les soudures des os se sont opérées, et le membre est demeuré sans difformité.

CINQUANTE-DEUXIÈME OBSERVATION.

Le 20 Septembre 1842, l'épouse du sieur Ricard, dit Cousigné, s'est rendue chez moi tenant son bras droit en écharpe, et souffrant de vives douleurs dans l'avant-bras; elle me dit qu'elle venait de faire une chute sur la pelouse;

5

qu'elle avait, en tombant, entendu craquer les os de
l'avant-bras, et que depuis cette époque ce dernier membre
était enflé et devenu violet. J'examinai cet avant-bras ;
il me fut assez facile de reconnaître qu'il avait été fracturé vis-à-vis son tiers inférieur : à cet effet deux aides
intelligens furent priés de faire l'extension et la contre-extension. Je réduisis la fracture ; des compresses imbibées
dans de l'eau résolutive furent placées sur le membre
malade, un appareil inamovible enveloppa l'avant-bras et
la main ; cet appareil a été enlevé le trentième jour. A cette
époque les fractures ont été presque consolidées, l'enflure
avait complétement disparu ; mais toute la partie externe de
l'avant-bras était encore enveloppée d'une couleur de citron,
c'est-à-dire, jaunâtre. Le même appareil fut réappliqué ; la
bande seulement fut amidonnée. Au cinquantième jour l'appareil fut enlevé, des compresses imbibées dans du vin
aromatique furent placées sur le membre, matin et soir : cet
avant-bras est demeuré sans difformité, et obéit à tous les
besoins du corps auxquels il est destiné.

FRACTURES DE LA MAIN.

CINQUANTE-TROISIÈME OBSERVATION.

C'est le 14 Janvier 1826, que le nommé Pierre Lapalo-
Feichigut, facteur rural, se rendit chez moi, vers onze heures
de la nuit, sa main droite en écharpe et enveloppée de quelques mouchoirs. Ce jeune homme, venant de Tarascon, et se
rendant à Siguer, qu'il habitait alors, fut poursuivi par
trois loups jusqu'aux portes de ce village. Arrivé dans sa
demeure, il n'a rien de plus empressé que de charger son
fusil et d'aller à la rencontre des loups ; mais à son aspect
les loups s'éloignèrent. Comme il causait à ce sujet avec
deux de ses amis qui étaient venus lui prêter secours et

assistance, il plaça imprudemment la paume de sa main droite sur la bouche du canon du fusil, et par une cause dont il n'a jamais pu se rendre raison, la détente part, et sa main est traversée par deux balles. Après avoir enlevé les mouchoirs, qui étaient trempés de sang, je lavai la main, et j'envoyai prier le docteur Arispure de venir m'aider dans une opération que je devais pratiquer sur-le-champ. Mon confrère se rendit tout de suite, et après avoir conféré un instant sur l'état du blessé, nous arrêtâmes que le doigt du milieu ou le médius devait être d'abord enlevé, et puis que le tiers supérieur du troisième os du métacarpe devait être désarticulé. Cela convenu, j'enlevai le doigt ainsi que le tiers supérieur du troisième os du métacarpe. Le second os du métacarpe avait été fracturé : la fracture en fut réduite, la plaie de la main fut réunie et maintenue par des bande-lettes agglutinatives ; la main fut placée sur une planchette, et assujettie par un bandage convenable. Je fis ensuite pré-parer un lit : le malade se coucha, et comme il ressentait de vives douleurs et des soubresauts dans le membre blessé, un de ses camarades fut placé auprès de lui, pendant toute la nuit, pour soutenir son membre. J'ai moi-même veillé le malade, et lui ai administré chaque demi-heure un grain d'opium de Robiquet. En somme, depuis une heure de la nuit jusqu'au lendemain à midi, il en avait avalé 23 grains sans que le sommeil eût appesanti sa paupière. Vers le troisième jour j'enlevai l'appareil : une matière sa-gneuse et fétide couvrait la plaie ; quelques portions de peau étaient déjà tombées en mortification : elles furent enlevées, et je pansai la plaie avec un plumaceau enduit de baume d'Arcœus, arrosé avec quelques gouttes de teinture de myrrhe. La main fut replacée sur la planchette, assujettie avec un bandage roulé, et ce genre de pansement eut lieu jusqu'au 25 Février, après quoi la planchette fut enlevée ; je fis les pansemens avec de petits gâteaux de charpie, recouverts d'une couche de cérat de Gallien, jusqu'au 10

Mars; il ne me resta à cette époque qu'à régulariser la cicatrisation, en passant sur quelques bourgeons charnus du
nitrate d'argent. Enfin ce jeune homme a conservé quatre
doigts; mais l'annulaire ni le petit doigt ne peuvent opérer
qu'une demi-flexion, tandis que le pouce et l'indicateur
obéissent aux mouvemens de flexion et d'extension; en
.somme, il n'est gêné en rien pour écrire, et la fracture du
second os du métacarpe est demeurée sans difformité. Ce
jeune homme, qui à l'époque de cet accident était dans un
état de pauvreté, ayant apprécié les soins que je lui avais
donnés, a conservé pour moi une profonde reconnaissance.

CINQUANTE-QUATRIÈME OBSERVATION.

Le 16 Novembre 1829, je fus prié de me rendre au plus
tôt dans la commune de Sem, pour y voir le nommé Sérou
Rugé, apprenti chez André Saberdu, maréchal-ferrant de
Sem. Ce garçon avait été invité à une noce, et comme espandier il était chargé de tirer des coups de pistolet. L'amour
propre de ces espandiers est surtout électrisé lorsque leur
pistolet donne de fortes détonations; à cet effet ils mettent toujours une double charge de poudre; en coudoyant
les maisons ils indroduisent du mortier dans le canon, et le
bourrent avec une baguette de fer, ayant le soin de frapper
avec la baguette contre le mur. A moitié repas, ces mêmes
espandiers, pour accomplir leur mission, quittent la table,
et vont tirer quelques coups de pistolet. C'est à cet effet
que Sérou quitte le repas et prend son pistolet; il le bourre
et le rebourre jusqu'à la gueule, si je puis m'exprimer ainsi,
et en attendant que son camarade, qui fait la même opération, arme le sien, il place, par une coupable imprudence,
sa main gauche sur l'embouchure du canon : la détente part,
et la main de Sérou est demeurée en lambeaux. Il était
urgent d'amputer cette main, tant elle était mutilée. Le
second os du métacarpe était presque enlevé; le troisième
était aussi fracturé, et la main divisée en deux lambeaux;

les chairs étaient remplies de corps étrangers. Dans cet état de choses je crus qu'il était prudent de proposer l'amputation de cette main ; mais le conseil de famille en décida tout autrement. Il fallut donc agir de la manière suivante : je lavai la main ; tous les corps étrangers qu'il me fut possible d'apercevoir furent extraits ; j'amputai le doigt annulaire ainsi que le second os du métacarpe ; je réappliquai tous les débris de la peau sur les chairs, je les assujettis avec quelques bandelettes de sparadrap ; la main fut placée sur une planchette, et assujettie par un bandage roulé. Comme je l'avais prévu, le tétanos thraumatique se déclara le troisième jour, vers les sept heures du matin ; ce jour-là seulement j'enlevai le premier appareil. Une matière sagneuse et noirâtre qui exhalait l'odeur de la poudre, fut évacuée ; les lambeaux de peau que j'avais réunis étaient en partie tombés en mortification. Après avoir pansé les plaies, j'appliquai sur elles un plumaceau recouvert de cérat de Gallien, arrosé de laudanum liquide ; la main fut remise sur la planchette dans une position convenable. Ce commencement de tétanos fut traité assez heureusement par l'usage de l'extrait d'opium de Robiquet à haute dose, et par un lavement laudanisé, que je fis servir trois fois le jour au malade : cette terrible maladie céda à ces moyens bien administrés, quarante heures après. La suppuration devint de jour en jour plus louable ; insensiblement elle entraîna tous les corps étrangers, comme de petites esquilles, de petites pierres, etc, etc. Trois mois après les chairs se cicatrisèrent, la fracture fut consolidée, et le malade a conservé encore l'usage de l'indicateur et du pouce.

CINQUANTE-CINQUIÈME OBSERVATION.

Le 23 Mai 1831, je fus prié de me transporter dans la commune de Goulier pour y donner mes soins au nommé Nan-Antoine Chatari, mineur de ladite commune, qui venait d'avoir sa main droite mutilée : un pistolet venait de

crever entre ses mains. Arrivé auprès du blessé, je le
trouvai dans son lit, ayant perdu et perdant encore beaucoup de sang. Cette main avait reçu diverses déchirures par
suite de l'éclat du pistolet ; le quatrième os du métacarpe
avait été fracturé, et la main se trouvait complétement divisée entre le second et le troisième os du métacarpe ; les
deux artères collatérales qui fournissaient le sang à l'annulaire et au médius, avaient été déchirées, et c'est par ces
vaisseaux que le blessé avait perdu beaucoup de sang. La
main fut promptement lavée, les deux artères furent liées,
la fracture du quatrième os du métacarpe fut réduite, et les
divers lambeaux furent réunis par le moyen de bandelettes
de sparadrap. La main fut appliquée sur une planchette, et
y fut assujettie au moyen d'une bande roulée ; cette main
ainsi que l'avant-bras, qui avaient reçu une vive commotion,
devinrent bientôt le siége d'une grande inflammation, et par
suite de violentes douleurs pour le malade ; l'avant-bras se
tuméfia ainsi que la main. A l'aide du moyen antiphlogistique je combattis victorieusement cette inflammation, qui
diminua considérablement vers le cinquième et le sixième
jour ; à cette époque la suppuration commença à devenir
abondante. Quelques petits lambeaux de peau étaient tombés
en mortification ; mais à l'aide de pansemens journaliers et
d'une diète assez sévère, je parvins à guérir assez promptement cette blessure ; car le 20 Juin j'enlevai la planchette,
et les parens du blessé faisaient les pansemens matin et soir.
Je le vis encore vers le 30 Juin : la cicatrisation était alors
presque opérée et la fracture consolidée ; mais les diverses
articulations de la main qui étaient demeurées dans un état
d'engourdissement, durent subir un traitement particulier.
Des maniluves émolliens furent prescrits ; je lui pratiquai moi-même des onctions avec le baume d'Opodeldoch
sur les diverses articulations du poignet et de la main,
ce qui lui rendit la souplesse. Ce blessé est demeuré sans la
moindre difformité, et se sert aujourd'hui de sa main
comme si elle n'eût jamais reçu aucune atteinte.

CINQUANTE-SIXIÈME OBSERVATION.

Le 25 Mai 1842, je fus prié de me rendre auprès du nommé Gaspard Barbe, dit Tailleur, mineur de Goulier, qui venait de recevoir un coup de pistolet à sa main gauche. Il était à une noce, et en sa qualité d'espandier il devait faire honneur aux nouveaux mariés ; à cet effet il avait déjà chargé diverses fois un gros pistolet jusqu'à la gueule, lorsque imprudemment il en avait placé l'embouchure dans sa main gauche, tandis qu'il tenait l'indicateur de la main droite à la gachette. Entraîné par le feu de la discussion, il oublie que son pistolet est armé ; il presse la gachette, sans le vouloir, l'arme fait feu, et sa main est divisée en lambeaux. La joie générale fut bientôt changée en larmes. La grande division de la main se trouvait entre le médius et l'annulaire ; elle s'étendait jusqu'à la crosse palmaire, qui heureusement ne fut pas divisée ; le troisième os du métacarpe fut fracturé à sa partie moyenne. Après avoir bien considéré l'état où se trouvait cette main, je prévins les parens du blessé des suites funestes que pourrait entraîner cette grande blessure, et des craintes que j'avais qu'un tétanos thraumatique ne s'ouvrît ; je leur fis même entrevoir que l'amputation serait peut-être nécessaire. Ils me firent observer alors que j'en avais guéri bien d'autres qui avaient été aussi mutilés que Gaspard. Cela dit, je lave cette main en lambeaux, et en extrais quelques esquilles. Je réduisis ensuite la fracture ; je réunis les divers lambeaux de peau, et j'assujettis le tout avec des bandelettes de sparadrap ; la main fut placée sous un carton soutenu par une bande roulée ; le membre fut placé sur un oreiller. Comme le malade avait perdu une assez grande quantité de sang, je ne crus pas nécessaire de lui ouvrir la veine ; je le soumis à une diète extrêmement sévère, et lui fis servir chaque deux heures un grain d'extrait d'opium de Robiquet, avec ordre d'en cesser l'administration du moment que le malade serait assoupi. Ce ne fut que lorsque le blessé eut avalé le dixième grain qu'il éprouva un peu d'assoupissement. La journée se passa assez tranquillement; mais dans la nuit il éprouva beaucoup de soubresauts dans le membre malade; mais comme je l'avais recommandé, un aide intelligent avait le soin de tenir sa main appliquée sur son avant-bras, quoique j'eusse eu la précaution, avant de quitter le malade, de passer une ceinture aux deux traverses du lit pour assujettir légèrement le membre malade. Avant mon départ, je demandai aux parens de m'adjoindre un de mes confrères, tant je craignais pour le sort de mon blessé. M. Teullière, docteur-médecin à Tarascon, arriva en effet le 6 au matin; et quel fut mon étonnement de voir le blessé dans un état de calme parfait! cependant il fallut défaire l'appareil pour montrer la blessure à mon confrère, et malgré le petit ébranlement qu'avaient pu éprouver les diverses blessures, le malade n'en ressentit pas un plus grand mal que la veille. Après avoir arrêté avec mon confrère les traitemens que nous devions employer, je continuai seul depuis ce jour de donner mes soins au malade, et enfin je réussis à cicatriser les diverses plaies. Après trois mois de traitement Gaspard a conservé sa main; les doigts médius et annulaire sont demeurés ankylosés, mais il se sert parfaitement du pouce et de l'indicateur; le petit doigt même fonctionne assez bien. Je n'ai qu'à me féliciter de cette cure, et le malade bien plus que moi.

FRACTURES DE LA CUISSE.

CINQUANTE-SEPTIÈME OBSERVATION.

Le 20 Juin 1827, la veuve Papy-Champagne, habitante de Vicdessos, tomba sur l'escalier de sa maison, et par suite de cette chute se fractura le col du fémur de la cuisse droite. Après avoir examiné son état, je fis prier mon confrère Arispure de venir m'aider pour la réduction de cette fracture ; il se rendit à l'instant, et comme j'avais déjà disposé l'appareil, nous procédâmes à la réduction. Nous n'y réussîmes pas sans peine, car la blessée était une femme forte, vigoureuse, et à la fleur de son âge. L'appareil de Dessos fut appliqué pour maintenir les pièces fracturées en rapport. La fièvre thraumatique ne tarda pas à se déclarer : je pratiquai vers le soir une large saignée ; la malade fut soumise à la diète la plus sévère et à une boisson tempérante. Le lendemain la fièvre n'était pas encore amortie : une seconde saignée fut pratiquée ; le soir, une légère potion calmante fut administrée. Cependant vers le cinquième jour l'état fébrile cessa, et un léger bouillon fut accordé à la malade. Vers le 7 les choses marchaient pour le mieux ; l'appareil, qui avait lâché parce que l'enflure avait diminué, fut serré de nouveau. Le vingtième jour seulement j'enlevai l'appareil pour voir l'état dans lequel se trouvait la fracture : les pièces étaient en rapport ; l'appareil ne fut ensuite enlevé qu'au quarantième jour. Jusqu'à cette époque la malade n'avait pas cessé de se plaindre du talon ; tourment ordinaire de ceux qui ont le malheur de se fracturer la cuisse ou la jambe. L'appareil fut définitivement enlevé au cinquantième jour ; ce même jour une bande roulée enveloppa tout le membre, et la malade resta encore quelques jours dans son lit ; je profitai de ce temps pour faire exécuter au membre des mouvemens de flexion et d'extension, pour faire ensuite pratiquer quelques onctions le long du membre, mais principalement vers les articulations. Au soixantième jour les deux pieds réunis ensemble, et les deux talons placés sur une planchette, ne m'ont pas donné une ligne de raccourcissement ni d'augmentation du membre ; cette femme a marché ensuite comme si son membre n'eût jamais été cassé.

CINQUANTE-HUITIÈME OBSERVATION.

Le 14 Avril 1834, le nommé Pierre Barbe, dit Fourchi-
nelle, mineur de la commune de Goulier, fut enveloppé
dans un éboulement; il en fut retiré bientôt après, mais sa
cuisse droite fut fracturée en deux endroits. Il fut tout de suite
transporté chez lui, et ce jour-là ayant été appelé par mon
confrère Alzieu dans la vallée des Cabanes pour y pratiquer une amputation du bras à une femme, et un bec-de-
lièvre à un jeune homme, M. Breil mon élève, et M. Del-
courrou, officier de santé, se rendirent auprès du blessé
pour lui donner les premiers soins. De retour chez moi, le
15, je m'empressai de monter à Goulier, avec ces mêmes
messieurs, pour y procéder à la réduction des fractures,
ce qui ne fut pas sans peine, car le membre était tuméfié,
et de vastes contusions se montraient sur les régions de la
cuisse. Un appareil contentif fut appliqué, une saignée
générale fut faite, et une liqueur résolutive fut prescrite
pour en arroser de temps en temps la cuisse. Insensiblement l'enflure diminua; l'appareil fut défait vers le huitième
jour, époque à laquelle j'appliquai un appareil inamovible,
appareil qui fut enlevé trente-deux jours après son application. Ce mineur est demeuré sans difformité, et a repris
ses occupations ordinaires après la levée du second appareil.

CINQUANTE-NEUVIÈME OBSERVATION.

Le 15 Décembre 1826, je fus prié par Bernard Dhers,
meûnier de Vicdessos, de me rendre au plus vite chez lui,
parce qu'un de ses enfans venait d'être entraîné sous la
meule. Je m'y rendis aussitôt : on me présenta sa fille Fran-
çoise; je l'examinai, et je remarquai une fracture de la
cuisse droite et une fracture de la jambe. M'étant informé
avec la blessée de quelle manière avaient eu lieu ces
fractures, elle me répondit que, portant du grain sur la
meule, sa robe avait été entraînée par le fuseau de la meule,

que sa jambe avait été enveloppée par sa robe, et entraînée en même temps ; le fuseau lui avait d'abord fracturé la jambe, et ensuite la cuisse. Tout son corps, me dit-elle, eût été mis en lambeaux, si on ne lui avait porté secours. Je fis tout de suite disposer un lit, en même temps je préparai l'appareil ; cela fait, la malade fut placée sur son lit : les deux fractures furent réduites et le membre placé dans l'appareil. Les fortes contusions, les ecchymoses et les gonflemens furent victorieusement combattus par les antiphlogistiques et les résolutifs. Cette fille est demeurée sans difformité, et a sa cuisse et sa jambe aussi droites qu'auparavant.

SOIXANTIÈME OBSERVATION.

Le 2 Août 1828, on vint chez moi pour me quérir en toute hâte, parce que le nommé Bernard Claret, voiturier du hameau d'Arconac, commune de Vicdessos, venait de tomber d'un échafaudage que l'on avait placé sous le toit de sa maison. Cette chute n'aurait pas été très-funeste pour lui ; mais les ouvriers qui étaient sur le toit, voulant lui donner un prompt secours, sortirent sur l'échafaudage, qui était chargé outre-mesure de matériaux, le firent tomber, et le pauvre Claret se trouva enseveli avec eux dans les décombres. Tous les villageois se rendirent à leur secours, les déchargèrent de ce pesant fardeau, et les transportèrent dans divers domiciles. Claret fut celui qui reçut le plus d'atteintes : son corps fut couvert de fortes contusions, et sa cuisse droite fut fracassée. Cet homme, dans la crainte de devenir estropié, poussait des cris épouvantables. Après avoir examiné cette cuisse, il me fut facile de remarquer, malgré le gonflement assez considérable et les contusions, que la cuisse avait été fracturée à sa partie moyenne, et en bec-de-flûte. Après que le blessé fut placé sur un lit, où j'avais disposé l'appareil, M. Rousse, étudiant en médecine, fut chargé de la contre-extension, un homme vigoureux de l'extension, et je m'occupai de la coactation ou de la rédaction. L'appareil fut appliqué ; une large saignée du bras fut pratiquée, et les résolutifs furent mis en jeu. Ce père de famille finit quelques jours après ses vives craintes, et vers le cinquantième jour il vit avec satisfaction que sa cuisse n'avait rien perdu de sa forme primitive, et vers le quatre-vingtième jour il commença, à l'aide de deux bâtons, à promener dans son appartement, et plus tard à se livrer à ses occupations ordinaires, comme si jamais ce membre n'eût reçu aucune atteinte ; en effet, il est demeuré sans difformité.

SOIXANTE ET UNIÈME OBSERVATION.

Le 11 Juin 1835, je fus prié par M. Victor Dengean, maire de la commune d'Auzat, de me transporter chez lui au plus vite pour y voir Mlle Ambroisine, sa fille. Un des battans d'une porte était tombé sur cette demoiselle, et l'avait entraînée dans sa chute. Je la trouvai dans son lit, se plaignant assez vivement de la cuisse droite, et étant dans l'impossibilité de la mouvoir. Après avoir remarqué cette cuisse, il me fut facile de reconnaître au gonflement, à la crépitation et à la situation, que ce membre était fracturé à son tiers supérieur et moyen. Ayant fait disposer un lit, où je plaçai l'appareil, la malade y fut mise, et j'opérai la réduction de la fracture ; le membre fut placé dans l'appareil, et alors la malade commença à goûter du repos. Vu son état nerveux, une potion calmante fut prescrite ; cependant elle ne lui procura pas du sommeil. Le 12 elle fut encore agitée ainsi que le 13 ; le 14 cette grande sensibilité s'émoussa, et vers le 17 l'état fébricitant cessa. Ce jour-là je défis l'appareil : tout était relâché ; j'examinai le membre : l'enflure avait beaucoup diminué, mais une couleur jaune bleuâtre se montrait sur toute la partie antérieure de la cuisse ; les pièces osseuses étaient en rapport. Quelques compresses trempées dans de la teinture de myrrhe furent appliquées sur la cuisse, et l'appareil fut réappliqué : les choses mar-

chaient de mieux en mieux. Le 25 l'appareil fut encore
défait ; le calus commençait alors à se fermer ; l'enflure avait
totalement disparu ce jour-là , et l'ecchymose avait beaucoup pâli. Vers le trente-cinquième jour je visitai encore le
membre malade : tout marchait à merveille. Enfin , l'appareil
fut définitivement enlevé au cinquantième jour ; une bande
roulée fut appliquée sur toute la longueur du membre. Je
commençai alors à faire exécuter aux articulations quelques mouvemens de flexion et d'extension ; en somme ,
Mlle Dengean est demeurée sans difformité.

SOIXANTE-DEUXIÈME OBSERVATION.

Le 1.er Mai 1838 , je fus appelé par le nommé Nicolas
Bertrand , meûnier d'Auzat. Son fils venait de faire une
chute qui lui avait occasioné une fracture de la cuisse
droite. Arrivé auprès du blessé , je visitai le membre : au
gonflement, à la crépitation , aux vives douleurs que ressentait le malade , et à la situation du membre , il me fut facile
de reconnaître que la cuisse était fracturée à son tiers
inférieur et supérieur. Je fis aussitôt disposer un lit, et en
attendant que cette opération fût terminée, je m'occupai à
faire un appareil. Tout étant disposé, le malade fut placé
sur son lit, et je procédai à la réduction de la fracture et
à l'application de l'appareil de Dessault. Huit jours après
l'appareil fut défait : le gonflement et la contusion avaient
notablement diminué. Vers le quinzième jour l'appareil fut
levé ; mais les pièces osseuses que j'avais parfaitement abou-
chées le premier jour , s'étaient déplacées , parce que le
blessé avait desserré l'appareil pendant la nuit du 9 , sans
que ses parens s'en aperçussent. Le fragment inférieur
chevauchait avec le supérieur , et le membre malade me
donnait un pouce de différence de sa longueur primitive.
Il était urgent de détruire ce commencement de calus : j'appelai deux aides à mon secours pour leur faire pratiquer l'extension et la contre-extension , et par un rude coup de main

j'en détruisis les adhérences. A cette époque j'appliquai un appareil inamovible, ayant soin de visiter quotidiennement le malade, jusqu'à ce que l'appareil fût sec. Le blessé dut rester, malgré lui, tranquille, et le calus marcha avec régularité et uniformité. Au trente-cinquième jour ce même appareil fut levé. Quelques frictions avec du baume d'Opodeldoch furent pratiquées, et l'enfant, vers le cinquantième jour, commença à marcher : il est demeuré sans difformité.

SOIXANTE-TROISIÈME OBSERVATION.

Le 17 Mai 1840, je fus appelé pour me rendre tout de suite à Sentenac, commune de Sem (même canton), pour aller donner mes soins au nommé Augé Pierre Tamporus, qui venait de recevoir sur ses cuisses un rouleau de bois d'une pesanteur assez considérable. Arrivé auprès du blessé, avec mon aide M. Sartou, je le trouvai dans son lit baigné dans son sang, et étant d'une faiblesse approchante de la syncope. Ayant visité le membre malade, nous remarquâmes d'abord que la cuisse gauche avait été fracturée à la partie moyenne, et que la fracture était en bec-de-flûte.

La pression que cette masse de bois avait exercée sur la cuisse, avait été si forte, que le fragment inférieur de la fracture avait traversé les chairs et la peau ; c'était par cette issue qu'avait eu lieu cette perte considérable de sang. Nous nous empressâmes donc de faire un appareil ; cela fait, nous procédâmes à la réduction de la fracture, que nous obtînmes avec une certaine peine, à cause des souffrances que ressentait le malade aux moindres extensions ; la réduction opérée, l'hémorrhagie cessa. Comme le membre avait reçu une violente contusion, et que l'enflure était assez considérable, des compresses trempées dans une liqueur résolutive furent appliquées sur la surface de la cuisse ; le membre fut entouré de bandelettes, et l'appareil fut appliqué. Des pansemens fréquens furent faits jusqu'au quinzième jour ; à cette époque un appareil inamovible fut appliqué ; j'eus le soin de laisser une petite fenêtre à la partie postérieure de la cuisse, afin de pouvoir panser la plaie. Cet appareil ne fut plus touché jusqu'à la parfaite consolidation du membre, qui eut lieu au cinquantième jour après la blessure ; à cette époque il ne me resta à combattre que l'engourdissement des articulations. Cet homme reprit ses occupations ordinaires vers le 1.er Août 1840 ; il est demeuré sans la moindre difformité.

SOIXANTE-QUATRIÈME OBSERVATION.

Le 6 Février 1841, je fus prié par le secrétaire des Jurats de me transporter dans la commune de Goulier pour y soigner le mineur Joseph Dengerma, dit Patiras, qui venait d'être blessé aux mines de Rancié. Ce jeune mineur se trouvant à son chantier du Poux, avait été couvert par un éboulement ; il en fut retiré aussi vite que possible. Arrivé auprès du blessé, je lui fis enlever les vêtemens de mineur, et après l'avoir lavé avec de l'eau chaude, je pus découvrir les diverses contusions dont son corps était atteint. Sa cuisse droite avait été fracturée en bec-de-flûte vers son tiers supérieur. Après avoir fait disposer un lit, le malade y fut placé, et je m'occupai de la réduction. Un appareil contentif fut ensuite appliqué, toute cette extrémité inférieure malade fut arrosée avec de l'eau végéto-minérale pendant cinq à six jours, époque à laquelle le gonflement avait dominé. Au huitième jour un appareil inamovible fut appliqué, et ne fut enlevé que le 15 Mars ; la fracture était alors consolidée. En ce moment il ne me resta qu'à combattre l'engourdissement des articulations. Je parvins facilement à leur rendre leur souplesse en faisant l'application de quelques cataplasmes de lin et par des embrocations huileuses. Ce malade fut envoyé pendant quelques jours aux eaux thermales d'Ax, pour y prendre quelques bains, car étant sous l'influence d'un rhumatisme chronique, cette affection se porta, pendant le traitement de la fracture, vers la région du grand trochanter, et ne put en être chassée qu'à l'aide de quelques douches. Ce mineur a repris ses travaux et est demeuré sans difformité.

SOIXANTE-CINQUIÈME OBSERVATION.

Le 8 Septembre 1841, je fus prié par M. Delprat, brigadier de la douane à Auzat, de me transporter au plus vite auprès de son jeune enfant, qui venait de tomber. Je pars, et arrivé auprès du malade, je l'examinai avec soin, et je remarquai que la cuisse gauche était fracturée vers son tiers inférieur. Je m'empressai tout de suite de faire un appareil; après l'avoir convenablement façonné et ramolli, je préparai les autres pièces de l'appareil, et commençai à réduire la fracture. Le père de l'enfant fit la contre-extension; Canoni, douanier, fit l'extension. La réduction opérée, je fis l'application de l'appareil, que j'assujettis avec une bande amidonnée. L'enfant éprouva aussitôt du calme; cependant une légère fièvre thraumatique l'agitait jusqu'au cinquième jour; après cette époque le calme fut parfait. Vers le huitième jour, l'enfant éprouva du malaise, et les parens crurent que les pièces osseuses s'étaient dérangées; mais les plaintes du blessé tenaient à une autre cause : l'enfant n'avait pas été à la garde-robe depuis quatre jours. Pour satisfaire au désir qu'avaient les parens de voir la cuisse, dans la crainte qu'ils avaient que les pièces n'eussent quitté leur place, je défis l'appareil, mais avec regret. Cependant, avant de l'enlever, un lavement légèrement laxatif fut administré au malade, qui lui fit pousser quelques selles; c'est alors que les pleurs cessèrent et que le calme reparut. Pressé encore après cette opération par les parens, je levai l'appareil : tout était en place. Vers le trentième jour il fut définitivement enlevé. Cet enfant est resté sans difformité.

SOIXANTE-SIXIÈME OBSERVATION.

Le 15 Juin 1832, je fus prié par le nommé Ruffié (Bernard - Souquette) de me rendre au hameau d'Arconac, commune de Vicdessos, pour y voir son fils, âgé de quatre ans, qui venait de faire une chute. Depuis cet instant il était dans l'impossibilité de mouvoir la cuisse droite, me dit le père. Arrivé auprès du blessé, je m'occupai de son état, et je m'aperçus que la cuisse droite était fracturée à sa partie moyenne. (La fracture était en zone.) Mon premier soin fut de faire préparer à cet enfant une couche. A cet effet j'envoyai chercher chez moi un grand berceau; en attendant je disposai l'appareil. Cela fait, l'enfant fut placé sur le lit; deux aides faisaient l'extension et la contre-extension, et je réduisis la fracture. J'appliquai ensuite mon appareil amidonné, que je laissai jusqu'au huitième jour sans le toucher. A cette époque l'enflure eut totalement disparu, et l'appareil ne remplit plus les conditions que j'en attendais. Je l'enlevai, le confectionnai, le remis en place, et ne le touchai que le 17 Août. La fracture fut consolidée, et le membre reprit sa longueur normale. Cet enfant est demeuré sans difformité.

FRACTURES DE LA ROTULE.

SOIXANTE-SEPTIÈME OBSERVATION.

Le nommé Antoine Augé-Sacas, mineur de la commune de Goulier, était à son atelier des mines de la Craugne. Un énorme bloc de minerai se détacha de la voûte, divisa la peau et la partie inférieure du muscle droit extenseur de la cuisse, et fractura la rotule en travers. Après avoir examiné le blessé, je lavai la plaie, et, à l'aide de six points de suture, dont deux au muscle et quatre à la peau, je réunis le muscle et les tégumens divisés. Cela fait, je réduisis la fracture de la rotule, et pour la maintenir, ne pouvant me servir d'un bandage unissant, je fixai les pièces fracturées par le moyen de quelques bandelettes agglutinatives, qui me servirent encore à réunir les lèvres de la plaie. Afin de

maintenir le tout , j'eus un appareil de carton semblable à
celui de Lafaye. J'eus le soin cependant de laisser libre la
partie qui s'étend depuis la tubérosité du tibia jusqu'au tiers
inférieur et supérieur de la cuisse , afin de pouvoir panser
à mon aise, et toujours avec des bandelettes agglutinatives ,
pour fixer la rotule et la lèvre de la plaie. Enfin tout l'appareil fut recouvert encore d'une bande roulée amidonnée.
Après cinquante jours de traitement, ce mineur commença
à promener dans sa chambre , et , plus tard , il s'achemina
vers les mines. Il est demeuré sans difformité.

SOIXANTE-HUITIÈME OBSERVATION.

Le 17 Juillet 1830 , je fus prié de me rendre au plus vite
dans les métairies d'Auzat pour y voir le nommé Dengean
(Jacques-Fidel), dit Barrière. Il avait été assassiné sur la
haute montagne, où il était occupé à garder un nombreux
troupeau.

Voici l'état dans lequel je le trouvai : son corps était couvert de contusions ; l'avant-bras gauche était atteint d'une
fracture compliquée vers son tiers inférieur ; la rotule
droite était aussi fracturée : un instrument contondant, tel
qu'un bâton , avait produit ces deux fractures , qui étaient
accompagnées d'un gonflement considérable. Ce fut la fracture de l'avant-bras que je réduisis d'abord; j'en soutins les
pièces à l'aide d'un appareil. Je réduisis également la fracture de la rotule , que je maintins en place à l'aide de deux
fanons. Ces diverses parties blessées furent arrosées avec
une liqueur résolutive. Plus tard, j'enlevai les deux premiers
appareils qui étaient sur les fractures, et j'en appliquai deux
autres amidonnés. Soixante jours après sa blessure , Dengean quitta son lit : ses membres sont demeurés sans difformité.

Je ne parlerai pas de l'atrocité de l'assassinat sur la
personne de Barrière, car la nature se refuse à croire tout
ce qui se passa d'odieux et de cruel dans cette nuit terri-

ble ; mais Dieu sauva Barrière, et la justice punit sévèrement ses assassins.

SOIXANTE-NEUVIÈME OBSERVATION.

Le 24 Septembre 1831, on vint me quérir pour me rendre au village de Saleix, afin de donner mes soins au nommé Bernard Ruffié, dit Pillat, qui venait de faire une chute. Cet homme était âgé de 55 ans, et avait beaucoup d'obésités. Quand il fit cette chute il était dans un de ses prés ; le pré, dit-il, qui était en pente. Il glissa, voulut se retenir ; mais il fit une si forte extension de la cuisse, qu'il entendit un bruit comme lorsqu'une corde de violon casse. La rotule venait d'être fracturée. Il tomba au même instant, appelant à son secours. Les siens accoururent, et le transportèrent dans son domicile.

Pour le moment, n'ayant pas d'appareil, je me contentai d'appliquer un simple bandage en X autour de l'articulation tibio-fémorale, pour maintenir les pièces fracturées ; je donnai ensuite au membre une situation fixe. Quelques jours après je me rendis chez le malade, et, après avoir réduit la fracture et l'avoir maintenue à l'aide d'un bandage unissant, j'appliquai un appareil amidonné. Vers le quarantième jour j'enlevai cet appareil : les pièces osseuses furent consolidées. Cependant je conseillai au malade de garder le lit encore quelques jours, à cause de son âge avancé, et de faire exécuter pendant ce temps aux articulations quelques mouvemens de flexion et d'extension ; il eut le soin aussi de frictionner ces articulations engourdies avec un liniment prescrit. Cet homme a quitté son lit vers le soixantième jour, et est demeuré sans la moindre difformité et sans la moindre gêne de l'articulation tibio-fémorale.

SOIXANTE-DIXIÈME OBSERVATION.

Le 4 Avril 1835, je fus prié de rendre au hameau d'Olbier, commune de Goulier, pour y donner mes soins au nommé François Maury, dit Moulinier, ex-mineur des mines de Rancié.

Cet homme, âgé de 60 ans, venait de faire une chute qui lui avait occasioné la fracture de la rotule droite. Les parties ambiantes de l'articulation tibio-fémorale étaient tellement gonflées, que je ne m'occupai pas ce jour-là de la réduction de la fracture ; je me bornai seulement à pratiquer une saignée du bras au malade, et à faire sur le membre blessé des applications résolutives, applications qui furent continuées jusqu'au cinquième jour. A cette époque, l'enflure ayant disparu, je réduisis la fracture ; j'appliquai un bandage unissant, que je recouvris ensuite d'un bandage amidonné pour fixer l'articulation tibio-fémorale. Cet appareil fut enlevé le quarante-cinquième jour ; c'est alors qu'eut lieu la soudure des pièces fracturées. Il ne me restait alors qu'à combattre l'engourdissement de l'articulation, et vers le quatre-vingtième jour le malade commença à promener. Il n'éprouve maintenant aucune gêne dans ses mouvemens.

FRACTURES DE LA JAMBE.

SOIXANTE-ONZIÈME OBSERVATION.

LE BERGER AUX PRISES AVEC UNE OURSE.

Le 7 Octobre 1828, je fus prié de me rendre auprès du nommé Jean Marfaing, âgé de 21 ans, berger et habitant du Saradeil, commune de Siguer (Ariége). Il venait d'être grièvement mordu par une ourse. Arrivé dans la modeste cabane où il avait été transporté, j'examinai son état et le priai de me faire l'histoire du combat qui venait de se passer entre lui et l'ourse. A cet effet il me répondit en ces termes :

« Berger depuis mon enfance d'un nombreux troupeau

qui ne m'appartient pas , je me trouve dans l'obligation de
le conduire chaque année , au commencement de Juin jusqu'à la fin de Septembre, sur une des plus hautes montagnes
de Siguer , pour lui procurer un gras pâturage. Cette montagne se trouve limitrophe de l'Espagne , et garnie dans
presque toute la crête de petites forêts qui servent d'asile
aux ours et aux loups durant cette saison.

» Mais, grâce à mon courage et à la vigilance de mes chiens,
j'avais été assez heureux pour mettre le troupeau dont je suis
gardien à l'abri de leur fureur. Je n'ai pas eu ce bonheur
cette année : une ourse, accompagnée de ses deux nour-
rissons , âgée de 19 à 20 ans , a fait sur mon troupeau
plusieurs incursions qui lui ont été funestes. Fatigué de tant
de pertes, je formai dès-lors le dessein de lui faire la chasse;
je m'adjoignis à cet effet les bergers d'alentour , au nombre de quatorze , et le 6 de ce mois nous nous rendîmes
sur le lieu de la scène , accompagnés de quelques chiens :
cinq bergers étaient armés de mousquets , les autres de
gros bâtons. Les cinq fusillers se postent, la battue commence, et les chiens se mettent à la poursuite de la bête
fauve : deux hommes font feu, et touchent l'ourse légèrement.
Celle-ci simule la mort un instant ; les chasseurs approchent
pour saisir leur proie ; mais , à leur vue, l'animal se relève
avec férocité, fait quelques cabrioles, et prend la fuite en
contournant un mamelon où je me rendais pour lui couper
la retraite ; mais , peu heureux dans mon entreprise, la
bête ensanglantée court sur moi ; je me défends avec mon
bâton le mieux qu'il m'est possible. Après un combat assez
long , l'ourse s'empare de mon bâton et le jette au loin :
j'arme alors ma main d'un sabot, je l'en frappe à coups re-
doublés ; mais , saisissant encore ma nouvelle arme, elle
me jette à terre , s'attache à ma jambe avec ses dents
et se cramponne avec ses griffes à mes deux extrémités
inférieures.

» Un précipice affreux se trouve à mes côtés : il fallait se

laisser dévorer vivant par l'ourse, ou bien s'élancer dans
le précipice. J'étais sûr de mourir sous la dent de la bête
féroce, et j'avais espoir de me sauver en me précipitant. A
ce dernier effet je m'attache de mes mains au gazon et me
traîne auprès du précipice ; je me laisse choir : l'ourse me
tient en l'air un instant ; mais, effrayée, elle me lâche.

» Je voyage dans les airs la hauteur de six toises ; je
tombe sur un petit amphithéâtre couvert de bruyère, pour
retomber dans le plus affreux des abîmes. Dieu m'avait re-
gardé alors, sans doute : une touffe de chêne se présente à
mes yeux, et tend ses rameaux secourables. Comment peindre la force avec laquelle je les saisis ! j'y restai bien suspendu, en attendant que mes compagnons, attirés par mes
cris, vinssent m'arracher de ces lieux épouvantables. Après
bien des peines, ils parvinrent à me sauver et me transportèrent chez moi. »

Ayant procédé, après ce récit, à l'examen des blessures,
j'en ai remarqué douze sur les diverses régions des extrémités inférieures. Toutes ont mérité mon attention, et parti-
culièrement les quatre de la jambe droite. Les premières de
ces plaies étaient situées à la partie moyenne et inférieure
de la jambe. Les muscles jumeaux et solaires avaient été dé-
chirés en partie ; les deux autres étaient situées un pouce
au-dessus des malléoles. Une partie du tendon d'Achille
avait été déchirée ; le péroné avait été fracturé quelques
lignes au-dessus de la malléole. Ces quatre plaies ainsi que
la fracture avait été produites par la morsure de l'ourse ; les
huit autres, qui étaient aussi très-considérables, occupaient
les parties moyennes et externes des cuisses, et avaient été
produites au moyen des ongles : toutes ces plaies furent
pansées avec tout le soin dont je fus capable. La fracture
du péroné fut réduite ; un petit appareil de carton fut
appliqué pour maintenir la fracture et un bandage roulé
pour la soutenir.

Deux mois de soins chirurgicaux me suffirent pour conduire ces larges et longues blessures à une cicatrisation complète et à la consolidation de l'os ; mais ces deux mois de maladie n'émoussèrent pas le courage de cet intrépide berger, car il brûlait d'ardeur pour un nouveau combat.

SOIXANTE-DOUZIÈME OBSERVATION.

Le nommé Paul Séguélas, dit la Rougéto, mineur de Gou- lier, se trouvait dans son chantier des mines de la Craugne le 28 Janvier 1838, lorsqu'un bloc de minerai s'échappa de la voûte et vint lui fracturer sa jambe droite. Ses cama- rades le transportèrent tout de suite chez lui ; c'est là que je fus lui donner mes conseils et mes soins. Après avoir lavé le membre fracturé, je fis disposer un lit pour le malade ; de mon côté, je préparai l'appareil de Scultet ; étant terminé, je le plaçai sur le membre blessé. Des extensions et des contre-extensions furent opérées ; je m'occupai de la réduc- tion. De petits plumaceaux enduits de cérat furent placés sur les diverses excoriations dont le membre malade était affecté, et des compresses trempées dans de l'eau végéto- minérale furent appliquées sur le reste de la jambe. De pe- tites courroies assujettirent l'appareil, et après ces diverses opérations une saignée générale fut pratiquée au blessé. Des pansemens eurent lieu chaque cinq jours, et vers le qua- rantième j'eus la satisfaction de voir la fracture bien con- solidée et sans la moindre difformité. Il reprit bientôt ses travaux des mines, étant encore aujourd'hui un de nos mi- neurs les plus vigoureux.

SOIXANTE-TREIZIÈME OBSERVATION.

LE MINEUR MENDIANT.

Escalière-Laurent Pounchet, mineur de Sem, âgé de 35 ans, doué d'un tempérament bilioso-sanguin, fut blessé, le 12 Mai 1832, à son atelier de Lauriette. Voici l'état dans lequel je trouvai le malade : à la tête, deux fractures situées à la région occipitale ; elles avaient deux pouces

de longueur ; la main droite dilacérée, deux de ses
doigts fracturés ; vaste ecchymose sur la région des lombes ; la seconde vertèbre lombaire fracturée à son apophyse montante ; les deux jambes fracturées, mais la droite
offrait les ravages suivans : deux plaies contuses ; la première occupait la partie postérieure de la jambe (elle avait
mis à nu les muscles jumeaux et solaires) ; l'autre était située
à la partie latérale externe (elle avait mis à nu les deux péroniers externes); les deux os de la jambe étaient comminués à leur tiers inférieur ; l'articulation du pied avec
la jambe écrasée ; le pied avait la figure d'une figue mûre
écrasée.

Dans cet état de choses, j'appelai deux de mes confrères.
Après leur avoir montré le malade, nous entrâmes en conférence, et le résultat de cette dernière fut de leur part que
l'amputation de la jambe, si grièvement blessée, pourrait
être différée ; l'un d'eux même avança que la nature pourrait faire les frais de la guérison..... Cependant, ajouta-t-il,
un doigt de la main droite doit être amputé sur-le-champ.
J'opérai à l'instant même. Mes confrères partent, me lè-
guent le malade en cet état. De grands remercîmens leur
furent faits de ma part, et principalement de la part du malade, qui se croyait hors de danger, avec quelques mots de
consolation.

Mais, hélas ! la scène changea bientôt : la gangrène envahit le pied ; la peau tomba au quatrième jour ; au cinquième la partie postérieure de la jambe tomba en mortification. Au septième jour une suppuration sagneuse découla
de tout le membre, mais principalement de l'articulation
du pied ; au huitième, la figure du malade devint hippocra-
tique, ses yeux devinrent ternes, les traits de la face s'alon-
gèrent, son pouls etait petit et profond ; en un mot, il offrait
l'aspect d'un mourant ; au neuvième au matin, le flux de ventre se déclara. Le malade eut une syncope qui dura un quart
d'heure : à l'aide d'un peu de vin et de quelques autres

moyens il revint à lui : en ce moment je l'invitai à se laisser
amputer ; je l'animai, l'enflammai, et lui promis de le sauver
s'il accédait à ma demande.

M. l'ingénieur Reverchon, qui était présent à cette scène,
y joua un grand rôle, et réunit ses efforts aux miens pour le
persuader. Il accède enfin à ce qui fait l'objet de notre
demande ; il réclame son confesseur : le prêtre arrive ; en attendant l'appareil propre à faire l'opération se prépare.
Me voila seul médecin ; il faut cependant faire l'amputation
de la cuisse : je m'arme de courage, et à mon imitation M.
l'ingénieur Reverchon, ainsi que M. Barbe, conducteur principal des mines de Rancié, qui offrent d'être mes aides. Il me
manquait encore pour arriver à mes fins quelques hommes
intelligens ; je les trouvai tout près : M. Adrien Tournier et
l'adjoint au maire de la commune de Sem, s'adjoignirent à
nous. Je place mon malade et mes aides, et l'amputation est
pratiquée dans cinq minutes ; le pansement a lieu aussitôt.
Le malade fut placé dans son lit et éprouva du calme ; mais
ce calme ne fut pas de longue durée. Au premier pansement
la peau qui recouvrait en partie le moignon tomba en gangrène ; des fusées de pus eurent lieu ; ce ne fut que vers le
vingt-cinquième pansement qu'il y eut une amélioration
sensible ; la plaie marcha dès le trentième vers la cicatrisation ; mais à peine le malade se réjouissait-il de ce bien-aise,
qu'un dépôt immense vint se former à la région des lombes :
des fusées de pus sortaient en abondance, et pendant un
mois ; il tarit cependant, mais un autre dépôt purulent vint encore se former à la région du grand trochanter, qui fut
ouvert ; alors seulement le malade entra en convalescence.
La jambe fracturée commença à cette époque seulement son
travail ; elle fut mise dans un appareil convenable ; le calus
se forma : toutes les souffrances cessèrent alors ; le sommeil,
l'appétit et la santé revinrent.

C'est après quatre mois de travaux, de fatigues et de dé-
goûts, que je couronnai mon ouvrage, en rendant un mem-

bre à la société, un époux à son épouse et un pauvre père
à sa famille.

Le temps approche où nous n'aurons plus la douleur de
voir un vieux mineur des mines de Rancié mendier son exis-
tence ; le temps approche où ce mineur amputé n'ira plus
de porte en porte demander un morceau du pain pour lui et
ses enfans ; le temps approche, enfin, où nous ne verrons
plus la malheureuse veuve ne pas avoir un grain de sel pour
mettre au pot de l'orphelin. Grâce à Dieu, l'heure est arrivée où l'administration s'occupe de l'organisation d'une
caisse de secours et de retraite. Le char du progrès est enfin
arrivé jusques au mont Rancié : M. Veine, ingénieur en chef,
et MM. François Duroché et Dupont, ingénieurs en station,
dignes appréciateurs des besoins du peuple mineur, n'ont
pas perdu un instant pour mettre la main à l'œuvre ; la vallée
de Vicdessos, reconnaissante, les remercîra de leur zèle,
et le peuple mineur chantera leurs louanges.

Mais tout n'est pas fini là pour le peuple mineur : un
établissement de la plus haute importance est à créer (un
hôpital établi à Vicdessos) : le Gouvernement viendra au
secours de quatre cents hommes qui forment la principale
richesse du département de l'Ariége, et la caisse de secours
sera encore un puissant levier pour sa dotation.

SOIXANTE-QUATORZIÈME OBSERVATION.

Le 2 Septembre 1828, M. Marc-Antoine Deguilhem,
notaire et maire de Vicdessos, se rendait de Siguer chez
lui. Étant parvenu à l'embranchement du chemin de Vicdessos, il veut monter sur son cheval ; mais à peine a-t-il
mis le pied à l'étrier et s'est-il cramponné à la selle, que
le cheval prend le mors aux dents. M. Deguilhem resta suspendu à la selle, dans l'espérance que son cheval réprimerait
sa course ; mais le coursier allait toujours. Alors M. le
maire, craignant de tomber en passant sur le pont de Lar-

ramade, se laissa choir sur son pied droit, qui, s'appuyant sur une pierre ronde, glissa, et lui fit perdre l'équilibre. Il tomba, et se fractura la jambe droite. A peine est-il tombé, qu'il veut se relever; mais il sent que le membre qu'il vient de blesser ne peut plus supporter le poids de son corps. Peu de temps après cet accident un char vint à passer; il s'y fait placer dessus. On le transporta ainsi jusqu'à Vicdessos, et là, avant de descendre, il me fit donner connaissance de ce qui venait de lui arriver. Un fauteuil fut aussitôt préparé pour le transporter chez lui; on le plaça ensuite dans son lit, et pendant ce temps je disposai l'appareil (je me servis de celui de Scultet). Après l'avoir placé sous le membre du malade, je m'occupai alors plus spécialement de la fracture : le gonflement et la crépitation se montraient au tiers inférieur de la jambe. C'était là le lieu, en effet, où le tibia et le péroné avaient été rompus. La réduction en fut tout de suite opérée, et le membre enveloppé dans l'appareil. La journée se passa assez tranquillement; la nuit fut agitée; le pouls se développa : une large saignée du bras fut pratiquée, ce qui soulagea beaucoup le malade. Le troisième jour, des envies de vomir se firent sentir avec des douleurs de tête; inappétence pour les alimens, amertume de la bouche, langue mouillée et couverte d'un enduit jaunâtre. J'administrai un vomitif, et nous obtînmes le résultat que nous en attendions. Dès ce moment la douleur de tête cessa, les envies de vomir et l'amertume de la bouche disparurent. Le soir on servit au malade un bouillon aux herbes, qu'il prit avec plaisir; cependant il fut soumis à une diète assez rigoureuse jusqu'au sixième jour. A cette époque ce qui le chagrinait le plus dans son état, c'était la douleur que ressentent au talon presque tous les fracturés : au moyen de divers coussins et autres petits moyens, nous parvînmes à faire cesser cette douleur. L'appareil fut défait également au sixième jour, et les choses marchèrent selon mes désirs. L'enflure avait presque tota-

lement disparu ; quelques phlyctènes ou ampoules se mon-
trèrent sur le membre blessé ; elles furent ouvertes. Divers
pansemens eurent lieu ; nous vîmes avec satisfaction que le
calus avait marché régulièrement, et que les fractures
étaient presque consolidées ; mais comme cette jambe avait
été pendant plusieurs années sous l'influence d'une nécrose,
et comme des esquilles avaient été extraites, je laissai le
membre dans l'appareil jusqu'au soixantième jour. A cette
époque je fis jouer matin et soir les articulations du pied et
de la jambe pour en vaincre la roideur ; des frictions avec
le baume d'Opodeldoch furent faites sur cette région. Enfin, vers le quatre-vingtième jour, mon cousin commença
à faire quelques pas dans son appartement, et quelque temps
après il prit des bains domestiques ; plus tard il a pu se
livrer à ses occupations ordinaires, et sa jambe est demeurée non-seulement sans difformité, mais encore plus droite
qu'elle ne l'était auparavant.

SOIXANTE-QUINZIÈME OBSERVATION.

Le 4 Mars 1833, je reçus avis de me rendre dans la commune de Goulier pour y donner mes soins au nommé Jean
Augé, dit Loutrier, qui venait d'être enterré dans un éboul-
lement aux mines de Rancié. Ce mineur était âgé de 60 ans,
et doué d'un tempérament lymphatique. Après avoir examiné son état, je remarquai au tiers inférieur de sa jambe
gauche, un pouce au-dessus des malléoles, une fracture comminutive. La peau de la partie correspondante aux fractures
était dilacérée et remplie de corps étrangers ; le blessé
était encore atteint d'une vingtaine de contusions, et la tête
affectée de trois grandes plaies. Après avoir lavé le corps
du blessé, je m'occupai spécialement de la fracture : j'introduisis l'indicateur de la main gauche pour en examiner
l'état ; je commençai à extraire huit esquilles du tibia et
deux du péroné ; je procédai ensuite à la réduction des
fractures ; je réunis légèrement le plaie ; l'appareil de Scultet

fut ensuite appliqué. Cela fait, je pratiquai une saignée du bras, et prescrivis au malade de conserver la diète la plus sévère. Le 6 au matin la fièvre thraumatique est en jeu, le malade est dans un embrasement général ; [des sou-bresauts se font vivement sentir dans le membre blessé. Je pratique encore une saigné du bras ; pour boisson, tisane d'orge nitrée ; potion laudanisée à prendre une cuillerée chaque deux heures. Le 7, se joint à moi le docteur Tour-nier, qui décide, avec juste raison, que le membre doit être amputé : le malade se refuse à cette opération, et me prie de continuer mes soins assidus. Le 8, le premier appa-reil fut enlevé : une suppuration sagneuse et fétide avait in-nondé tout l'appareil ; gonflement considérable de la jambe. Jusqu'au vingtième jour la nature de la suppuration resta la même ; quelques esquilles furent encore enlevées ce jour-là. Les pansemens, qui avaient été faits avec le baume d'Arcœus et la teinture de myrrhe, furent encore continués jusqu'au trentième jour ; à cette époque la suppuration devint assez louable. Le malade, soutenu par son courage et fort de sa croyance, espérait en moi ; alors seulement je plaçai sa jambe dans un appareil inamovible ; elle y resta soixante jours. Enfin, à force de soins et de peines, j'ai conservé la jambe à ce mineur, qui a néanmoins abandonné les travaux des mines et a repris son premier état de maçon. Sa jambe est demeurée, dans son ensemble, plus volumineuse qu'aupara-vant, mais elle est droite ; seulement elle a perdu quelques lignes de sa longueur première, et cette perte s'explique en calculant les esquilles que j'avais extraites.

SOIXANTE-SEIZIÈME OBSERVATION.

Le 7 Février 1833, un mineur fut détaché des mines pour venir me prier de me transporter au plus vite au domicile de Michel Rouzeaud, dit Lixou, de Goulier, qui venait d'être enseveli dans un éboulement à son atelier de la Craugne. Ce mineur, âgé de 30 ans, était doué d'un tempé-

rament bilioso-sanguin. Arrivé auprès de lui, j'examinai
avec soin l'état de ses blessures : deux méritaient principalement mon attention, mais surtout celle de la jambe droite;
elle s'étendait depuis la partie moyenne externe de la
jambe jusqu'à la malléole externe ; le sang coulait avec
abondance. Le péroné se trouvait fracturé vers sa partie
moyenne, et le tibia à son tiers inférieur ; la fracture du
péroné était en bec-de-flûte, et celle du tibia en rave ; le
pied était déjeté en dedans. Après avoir lavé les plaies et
extrait le minerai qu'elles contenaient, je liai quelques
artérioles, dont le sang coulait en nappe. Je réduisis les fractures, pansai les plaies, et le membre fut soumis dans un
appareil inamovible. Il y resta jusqu'à parfaite guérison;
car je pansai les plaies sans toucher l'appareil; ce ne fut
que soixante jours après que je l'enlevai ; à cette époque
la fracture fut complétement consolidée. Cet homme est
demeuré sans la moindre difformité, et est occupé journellement aux travaux des mines.

SOIXANTE-DIX-SEPTIÈME OBSERVATION.

Le 24 Février 1834, je reçus avis du secrétaire des Jurats
de me rendre promptement auprès du mineur Jean Augé,
dit Mannaut, habitant de la commune de Sem. Arrivé
auprès du blessé, son teint était pâle et décoloré : dès que
j'eus enlevé de dessus le malade les langes qui le couvraient,
j'aperçus que l'hémorrhagie que l'on m'avait dit exister,
continuait encore. Je défis aussitôt un premier appareil que
l'on avait appliqué dans l'intérieur des mines. À peine j'eus
enlevé ces langes, qu'un jet de sang partit de l'artère tibiale
interne; au même instant je la saisis avec un crochet,
et j'en opérai la ligature. Cela fait, je lavai la plaie; cette
plaie était à la jambe, et s'étendait depuis la partie
moyenne jusqu'à son tiers inférieur. Le péroné et le tibia
avaient été fracturés à leur partie moyenne; la fracture de
l'une était en rave, et celle de l'autre en bec-de-flûte. Le

membre malade fut couvert pour un instant , et je m'occupai aussitôt à préparer les langes dont j'avais besoin pour entourer la jambe. Toutes choses disposées , je plaçai deux aides intelligens pour faire opérer l'extension et la contre-extension ; je pratiquai la réduction , ce qui eut lieu assez vite. La plaie fut réunie à l'aide de quelques bandelettes agglutinatives , et recouvert ensuite d'un plumaceau enduit de cérat. L'appareil de Lafaye , perfectionné par moi, fut appliqué , et le membre fracturé fut maintenu dans une situation fixe jusqu'au cinquante-cinquième jour. Ce mineur, qui était d'un âge avancé et d'un tempérament nerveux sanguin , et père d'une nombreuse famille , a conservé son membre sans la moindre difformité , et est occupé aux travaux des mines.

SOIXANTE-DIX-HUITIÈME OBSERVATION.

Le 28 Septembre 1830 , le sieur Antoine Seris-Tricoine , habitant de Vicdessos , se trouvait , en sa qualité de foyer , à la forge de Montgaillard. Venant de prendre son repos, encore à demi-endormi, il veut se rendre au travail ; à cet effet il sort du *crambot,* veut descendre l'escalier ; mais son pied manque le premier échelon : il tombe. Le résultat de cette chute fut fâcheux ; les deux os de sa jambe gauche furent fracturés et s'enfoncèrent dans la terre. Seris pousse des cris; les forgeurs viennent à son secours. On donne aussitôt avis à M. Sabardu , propriétaire de l'usine , de ce qui ce passe; celui-ci donne ses ordres pour que le blessé soit transporté à Montgaillard , et que des soins lui soint donnés. M. le docteur Anglade fut d'abord appelé ; mais , s'adonnant peu à la chirurgie , il réclama d'autres secours. M. Charry-Bailleul fut appelé , et conseilla au blessé de m'envoyer chercher ou de se faire transporter à Vicdessos. Le 29 le sieur Seris met ce dernier conseil en exécution , et c'est vers les sept heures du soir que j'ai été appelé chez lui.

A mon arrivée je défis l'appareil qui avait été appliqué ; il consistait en quelques bandelettes qui entouraient le membre, et trois ou quatre éclisses qui servaient à le soutenir. Une matière sagneuse et noirâtre s'était exsudée de la blessure. Après avoir lavé et sondé cette blessure, j'y remarquai quelques corps étrangers, que j'extraisis sur-le-champ : c'était du charbon qui s'était introduit dans les chairs lors de la chute. Les chairs qui revêtent le tiers inférieur de la jambe avaient été complétement déchirées, de sorte que lorsque l'on abandonnait le membre à lui-même, les muscles péroniers entraînaient le pied ; cet alors que les deux extrémités de la fracture du tibia se montraient à nu et étaient exposées au contact de l'air.

Malgré la gravité de cette fracture je voulus en tenter la réduction, et attendre, soit de la nature, soit de l'art, les résultats postérieurs : la suppuration se mit en jeu, d'abord sagneuse et fétide, plus tard ichoreuse, et enfin vers le quarantième jour elle devint louable. A cette époque encore je découvris un fragment de charbon entre le tibia et le péroné ; j'en opérai l'extraction, et quelques jours après je fis encore l'extraction d'une esquille assez volumineuse qui s'était détachée de la partie interne du tibia ; mais les pièces fracturées ne se soudaient point, seulement la tête des os m'annonçaient une exfoliation tardive. M. Guirgui, docteur-médecin à Pamiers, et inspecteur des bains d'Ussat, que j'avais fait appeler à cette époque en conférence, me conseilla dans sa sagesse de pratiquer l'amputation. Cette idée me répugna, et je me déterminai quelques jours après (le 1.er Février), à scier les quatre bouts fracturés et à placer le membre dans un appareil inamovible. Ces procédés me réussirent à merveille, car vingt jours après que les bouts furent resséqués, ils commençaient à se souder. La soudure se fortifia de plus en plus, et bientôt je vis, à ma grande satisfaction, à celle du malade, de tous ses parens et amis, le sieur Seris quitter son lit vers le 27 Mai. Le membre fut parfai-

tement consolidé sans difformité, seulement la jambe a perdu de sa longueur ce que j'avais ôté ; mais j'ai suppléé à
cette perte en lui faisant faire un brodequin avec un talon
plus élevé que celui de l'autre pied ; en somme, j'avais
perdu sur la longueur du membre un pouce et demi. Le
sieur Seris a repris les travaux des forges, et jouit de la
plus florissante santé.

SOIXANTE-DIX-NEUVIÈME OBSERVATION.

Le 24 Mars 1834, on vint me chercher pour me rendre
dans la commune de Saleix afin d'y voir le nommé Baptiste
Ruffié, dit Mountagnol, qui venait d'avoir un de ses membres écrasé par un rouleau de bois. Je me rendis auprès du
blessé, et j'examinai l'état du membre fracturé. Une longue
et large plaie se montrait à la partie antérieure et supérieure
de la jambe droite ; elle était accompagnée d'une seconde
plaie que l'on remarquait vers les parties inférieure, moyenne
et antérieure de cette même jambe. Le tibia avait été
fracturé en travers, et cette fracture s'étendait depuis la tubérosité du tibia jusqu'au tiers inférieur ; le péroné avait été
fracturé au même endroit ; la jambe était tout-à-fait aplatie,
tant elle avait été pressée.

Après cet examen général, les fractures sont réduites,
les plaies pansées, un appareil provisoire est appliqué. Un
drap et tois fanons de paille assujettissent le membre ; une
saignée générale est pratiquée ; la jambe est arrosée d'eau
végéto-minérale.

A dire vrai, je crus que je ne pourrais pas conserver ce
membre, tant il était mutilé, défiguré ; le temps seul devait
m'éclairer sur ce que j'avais à faire. La suppuration s'établit ;
elle fut jusqu'au douzième jour d'une très-mauvaise nature,
sagneuse et extrêmement fétide ; le malade eut des insom-
nies et éprouva du malaise jusqu'à cette époque. Vers le
quinzième jour la matière commença à devenir louable, et
le blessé goûta un peu de tranquillité ; l'appétit s'ouvrit, et

sa figure, tirée, se releva un peu ; la soif diminua , et la diarrhée , qui s'était déclarée , cessa. J'appliquai alors l'appareil de Scultet et je retardai les pansemens ; je ne les fis
que chaque trois jours , quoique la suppuration fût encore
abondante. Vers le trentième jour des bourgeons charnus
parurent aux deux grandes plaies ; la suppuration devint
moins abondante, et vers le quarante-cinquième elle tarit.
A cette époque les soudures commençaient à bien s'opérer ;
je plaçai alors le membre dans un appareil inamovible de
carton fenêtré, et le laissai en place jusqu'au 6 Mai ; ce jour-
là les fractures étaient parfaitement consolidées. Une bande
roulée fut substituée à cet appareil , et des flexions, des
extensions et des embrocations furent faites aux articulations
du pied et du genou ; des compresses trempées dans du gros
vin aromatisé étaient appliquées sur les parties qui avaient
été fracturées. En somme , Ruffié a conservé sa jambe sans
difformité , et se livre aux travaux de la campagne comme
auparavant.

QUATRE-VINGTIÈME OBSERVATION.

En 1833 , le 7 Novembre , je fus prié de me rendre dans
la commune d'Auzat , au domicile de François Rougale , dit
Crabatat, marchand de fromages , pour y voir sa fille Marianne , âgée de 18 ans , et douée d'un tempérament bilioso-
sanguin.

Cette jeune fille , étant dans une forêt , fit une chute
qui lui causa la fracture de la jambe gauche vers le tiers inférieur et moyen ; le long trajet que l'on dut faire pour la
transporter chez elle , occasiona un gonflement considérable à la jambe. Dans la chute qu'elle avait faite le fragment
inférieur du tibia avait déjà pointillé la peau. Après l'examen de cette fracture je préparai l'appareil ; cela fait , deux
aides intelligens furent placés pour opérer l'extension et la
contre-extension , et la fracture fut réduite. Une compresse
imbibée de vin fut appliquée sur la petite plaie ; une large

et longue compresse servit à envelopper le membre, arrosée avec de l'eau de Goulard alcoolisée. Des bandelettes furent appliquées avec l'ensemble de l'appareil ; quatre jours après tout fut défait : l'enflure avait notablement diminué, et vers le huitième elle eut complétement disparu. Le neuvième j'appliquai un appareil inamovible, qui fut enlevé vingt-six jours après ; à cette époque les fractures furent consolidées. Le malade cependant garda le lit pendant quelques jours ; je fis faire pendant ce temps quelques frictions aux articulations du genou et du pied avec le baume d'Opodeldoch ; elles avaient lieu deux ou trois fois le jour.

Marianne Rougale a conservé son membre aussi droit qu'il était auparavant. Il serait difficile, même à l'homme le plus expert, de deviner où il a été cassé, s'il ne pouvait s'en convaincre par le tact.

QUATRE-VINGT-UNIÈME OBSERVATION.

Le nommé Jean Bedel, commis aux forges de M. Vergnies-du-Fort, habitant de Vicdessos, avait été envoyé, le 8 Octobre 1836, au village de Sentenac pour y faire couper un manche de gros marteau. Il voulait s'acquitter si bien de sa mission, qu'il aidait les ouvriers qui devaient traîner le manche jusque sur le chemin public. Il fut victime de son zèle : le terrain était en pente ; le rouleau de bois reçut une impulsion si forte, qu'il plia le levier que tenait Jean, et roula sur les deux jambes de ce dernier. Nul doute que Bedel ne fût mort en ce moment, si la pièce de bois n'eût rencontré des obstacles qui l'arrêtèrent. Cependant les deux jambes de Bedel reçurent une forte atteinte : l'une et l'autre furent fracturées ; la droite le fut à son tiers inférieur, et la gauche vers la partie moyenne (les fractures de la jambe droite furent en zone, et celles de la gauche en bec-de-flûte) ; elles furent l'une et l'autre fortement meurtries.

Bedel, dans cet état, fut placé sur un brancard et transporté au domicile de son maître, où l'on eut pour lui durant sa maladie tous les égards qu'il méritait Après avoir disposé tout ce qui m'était nécessaire, je plaçai mes aides : les fractures furent promptement réduites. Par des résolutifs je combattis victorieusement les meurtrissures et l'enflure.

Vers le quarantième jour les fractures de la jambe gauche furent complétement soudées, tandis que celles de la droite n'avaient pas encore fait un pas vers la guérison. Qui pourrait peindre l'étonnement du blessé à cette vue ! la jambe gauche, dans l'état où elle était le premier jour de la fracture, et la jambe droite guérie ! Comment cela peut-il se faire? disait-il; et les larmes lui vinrent aux yeux. Je le consolai cependant, en lui faisant part de mes observations en pareille circonstance. Trente-cinq jours après cette même jambe fut, comme la droite, parfaitement consolidée. Ce jeune homme est demeuré sans la moindre difformité, et se sert de ses deux jambes comme si jamais elles n'avaient été fracturées ; il est dans ce moment commis aux forges de M. Deguilhem, maire de la commune de Vicdessos.

QUATRE-VINGT-DEUXIÈME OBSERVATION.

Le nommé Pierre Richard, dit Mignard, marchand ambulant de la commune de Vicdessos, se rendait à cheval, le 17 Décembre 1834, de Tarascon à Vicdessos. Parvenu au lieu appelé *la Descento-dés-Passés,* la route se trouvait couverte d'une nappe de glace : son cheval glisse et s'abat avec lui. Après la chute, Richard, qui se trouvait légèrement échauffé, se relève sans penser que sa jambe fût fracturée. A peine a-t-il fait deux pas, qu'il retombe. Le fragment supérieur de la fracture de la jambe traversa le bas, la guêtre et le pantalon. Le blessé ne put plus bouger : assis sur la glace, pendant la nuit, au milieu de la neige qui tombait avec abondance, la place n'était pas tenable. Cependant, connaissant sa situation, il s'arme de courage, s'aide de ses bras et de ses fesses, et remonte ainsi la moitié de la côte ; de là il appelle au secours, et quelques habitans *dés-Passés* vinrent pour lui en donner. Le blessé se fit transporter chez lui, et me fit donner avis de l'accident qui venait de lui arriver. Je me rendis auprès du malade. Après avoir examiné son état je m'occupai d'abord de la réduction des fractures ; ce ne fut pas sans peine, car l'os qui avait franchi la peau me donna quelque difficulté pour le faire rentrer. Le fragment supérieur du péroné avait également déchiré les tégumens ; mais il était déjà rentré lorsque je visitai le malade. Après avoir réduit les fractures et pansé les plaies, les pièces osseuses furent maintenues par l'appareil de Scultet. Il s'établit bientôt une suppuration abondante qui entraîna quelques esquilles. La portion du tibia qui avait été soumise au contact de l'air, s'exfolia vers le quarante-cinquième jour ; la suppuration avait alors notablement diminué ; la consolidation des pièces osseuses n'eut lieu que vers le soixante-cinquième. Cet homme est demeuré sans la moindre difformité, et vaque, comme auparavant, à ses occupations ordinaires.

QUATRE-VINGT-TROISIÈME OBSERVATION.

Le 1.er Janvier 1837, je fus prié de me rendre chez Joseph Bertrand, dit Poupoune, aubergiste à Vicdessos. Il était à sabler quelques verres de vin avec ses amis, lorsque le gendarme Lacoste vint pour lui souhaiter la bonne année et choquer le verre avec lui ; la joie devint si grande qu'ils se livrèrent à la danse.

Bertrand avait une chaussure peu convenable à ce genre d'amusement (il avait des socles de bois) : Lacoste veut le faire valser ; mais Bertrand glisse, tombe, et le gendarme tombe sur lui. Le plaisir eut bientôt sa peine : Bertrand sent sa jambe fracturée, et demande qu'on le transporte dans son lit.

Arrivé auprès de lui, j'examinai avec soin la jambe gauche, dont il se plaignait ; il me fut facile de reconnaître, au gonflement et à la crépitation, qu'elle était atteinte d'une fracture à son tiers inférieur. Je taillai tout de suite un appareil

et m'occupai de la réduction des fractures. Des soins assidus
lui furent donnés jusqu'au quarantième jour, et au cinquantième le membre fut mis en liberté; des frictions furent
faites matin et soir avec un liniment anodin.

Bertrand est demeuré sans difformité.

QUATRE-VINGT-QUATRIÈME OBSERVATION.

Le 13 Décembre 1839, on vint me chercher pour me
rendre à Auzat afin d'y donner mes soins au nommé François Rougale, dit Crabatat, marchand de fromages. L'hiver
s'était déjà fait vivement sentir dans nos climats; aussi les
rues d'Auzat étaient-elles couvertes de glace. Rougale, peu
ingambe et déjà d'un certain âge, venait de voir un de ses
amis. Arrvé sur le seuil de sa porte, il glisse, tombe, et fracture sa jambe gauche (peu d'années avant cet accident il
avait été atteint d'une hémiplégie du côté gauche).

À mon arrivée auprès de lui il se désole, se lamente, et
croit que les ressources de l'art seront insuffisantes pour lui
rendre sa jambe dans le même état qu'auparavant. Je le ras-
sure, et lui promets la guérison de sa jambe, qui aura la
même force, la même solidité et la même souplesse. Je dis-
pose l'appareil de Scultet, et m'occupe, avec mon aide
Sartou, de la réduction de la fracture : nous y parvînmes
assez vite, car le gonflement commençait alors seulement.
Cependant il y avait vers le tiers inférieur du péroné une
grande ecchymose, et cet à cette région de la jambe que la
fracture complète avait eu lieu. Le calus se fit très-lentement,
car les pièces osseuses ne furent parfaitement consolidées
que vers le soixantième jour ; l'hémiplégie qui avait frappé
ce membre et l'âge avancé de Rougale, ont, sans nul doute,
contribué à ce retard. Rougale a vu avec satisfaction que ce
que je lui avais dit s'est effectué : en effet, son membre est
demeuré sans difformité, et a sa même solidité et sa même
souplesse.

QUATRE-VINGT-CINQUIÈME OBSERVATION.

Le 23 Juillet 1840, Nicolas Galy-Moussur, dit Tisou, doué d'un tempérament nervoso-sanguin, âgé de 36 ans, aussi vaillant qu'intrépide montagnard, s'était rendu sur les monts pyrénéens de la commune d'Auzat, qu'il habite, pour y remplir une mission qu'on lui avait confiée. Parvenu à un certain point extrêmement escarpé, son pied glisse, et Nicolas se précipite sur un rocher en amphithéâtre; ce ne fut qu'à la troisième chute qu'il fractura la jambe gauche, qui se trouva engagée entre deux grosses pierres. Saisi par la douleur et par l'effroi, il reste quelque temps en extase: il ne sait où il est; mais, reconnaissant bientôt sa malheureuse situation, il reprend ses forces et réfléchit sur les moyens à prendre pour se sauver. Eloigné des humains, sa voix ne pouvait être entendue de personne; un seul homme le savait dans ces montagnes, c'était son mandataire; mais Nicolas avait dit qu'il ne reviendrait que dans quelques jours : que l'on se figure sa situation. « La nuit va te surprendre en ces lieux, se disait-il, et tu vas devenir peut-être la proie de quelque bête féroce ». Il n'avait qu'à choisir, en effet, entre la mort ou de vives souffrances. « Avant tout la vie », se disait-il à lui-même; et en même temps, s'armant de courage, il saisit son long bâton, sur lequel il s'appuie, et saute de pierre en pierre comme celui qui marche à cloche-pied. Mais le trajet était long, difficile et dangereux; il avait à parcourir le fond du pic d'où il était tombé, et à gravir ensuite un mamelon de la montagne. La douleur épuisait ses forces; cependant il arrive enfin au haut du mamelon, non sans avoir fait bien des pauses; là il se trouve sur une pelouse. Après plusieurs heures de peines et d'angoisses il put se faire entendre à quelque oreille humaine : l'espérance ranima ses forces, et sa joie fut grande au milieu de sa douleur, quand il vit au loin que l'on venait à son secours; neuf heures de la nuit sonnaient quand le blessé entra dans son domicile, transporté par plusieurs de ses amis.

Frappé des douleurs qu'avait endurées le malade, je m'empressai de le soulager. Je disposai l'appareil de Scultet, et cela fait j'examinai sa jambe avec la plus grande attention. Je remarquai d'abord à la partie moyenne et supérieure de la jambe gauche une plaie contuse, ayant 12 centimètres de longueur; le tibia était fracturé à sa partie moyenne, et la fracture était en bec-de-flûte; le péroné était également fracturé vers sa partie moyenne, et en bec-de-flûte. Cet examen fait, je lavai et sondai la profôndeur de la plaie, dont j'extraisis tous les corps étrangers; puis trois esquilles furent extraites du tibia. Je m'occupai tout de suite de la réduction de la fracture; je l'opérai, non sans causer de vives douleurs au malade, vu le gonflement considérable dont cette jambe était atteinte; cependant j'y parvins, et le malade supporta toutes ces manœuvres sans proférer la moindre plainte. La plaie fut recouverte d'un gâteau de charpie enduit de cérat de Gallien, et le membre malade fut placé dans l'appareil; une suppuration abondante s'établit quelques jours après, comme je l'avais prévu; aussi n'avais-je point réuni la plaie de la jambe. Vers le trentième jour quelques petites esquilles furent entraînées par les matières purulentes, et vers le quarante-septième l'exfoliation de la portion du tibia qui avait été frappée par le contact de l'air, eut lieu. Des bourgeons charnus vinrent garnir la plaie; la suppuration tarit, et les fractures marchèrent à grands pas vers leur consolidation. Au soixantième jour j'enlevai l'appareil inamovible, et le membre fut alors entouré seulement d'une bande roulée; je conseillai au malade de garder le lit pendant une quinzaine de jours, et durant ce temps de faire exécuter au membre des extensions et des flexions. On frictionna les articulations avec de l'huile camphrée; cependant le malade ne put reprendre ses occupations ordinaires que cinq mois après sa blessure. Il est dans ce moment aussi leste et aussi vigoureux qu'auparavant, et sa jambe est sans difformité; on n'y remarque seulement qu'une cicatrice adhérente.

QUATRE-VINGT-SIXIÈME OBSERVATION.

Le mineur Alexis-Maury Bessouil se trouvait à son chantier de Lauriette, aux mines de Rancié, le 8 Juin 1839, lorsqu'un bloc de minerai s'échappa de la voûte et lui écrasa la jambe gauche. Il fut transporté chez lui; et comme un mineur avait été détaché des mines pour me donner avis de me rendre à Olbier, lieu qu'habite le blessé, j'y arrivai avant ceux qui le portaient, afin de faire disposer un lit convenablement à l'arrivée du malade; nous l'y plaçâmes, car il avait besoin de repos. Après avoir enlevé trois ou quatre mouchoirs que l'on avait roulés autour de sa jambe, je découvris le membre, qui était couvert de caillots de sang; je le lavai à l'aide d'une éponge et de l'eau tiède : je remarquai que les tégumens du tiers inférieur de la jambe avaient été divisés; que la pointe du pied, tournée tout-à-fait en dedans, était presque à la place du talon, tandis que le talon était projeté en avant; la jambe était fracturée en dessus des malléoles, et le péroné et le tibia formaient sallie. Dans cet état de choses je crus que l'amputation était inévitable; tous les mineurs qui l'avaient vu le jugeaient ainsi, tant ce membre avait été écrasé. Le malade souffrait beaucoup. Dès-lors je me décidai promptement, en me disant que je serais toujours à temps de pratiquer l'amputation. Je m'occupai donc de la réduction des fractures; j'y parvins, mais cela ne fut pas sans douleurs pour le malade. La réduction opérée, je réunis les plaies et j'assujettis les fractures avec des bandelettes de sparadrap; j'appliquai l'appareil de Scultet, et je laissai le tout en repos jusqu'au cinquième jour. Le nez était mon guide pour découvrir ce qui se passait dans la fracture; quant aux autres symptômes, je les suivis également de près, car ce que je craignais le plus c'était le téta-

nos thraumatique. Le malade fut soumis dès le premier jour
à la diète la plus rigoureuse et aux potions calmantes ; la
jambe blessée fut continuellement arrosée avec de l'eau végéto-minérale. Le cinquième jour eut lieu la levée du premier appareil ; la peau du col-du-pied s'était légèrement
réunie, et une suppuration s'échappa du côté des malléoles ;
la plaie fut lavée avec du vin chaud. Nouvelle application
de bandelettes de sparadrap ; l'enflure avait sensiblement
diminué, et le membre fut remis dans l'appareil. Trois jours
se passèrent encore sans panser le malade. Le neuvième
jour, pansement de la fracture ; ce jour-là eut lieu la
levée des bandelettes ; la suppuration devint plus abondante. Des cataplasmes de farine de lin furent appliqués le
long du membre ; alors les pansemens devinrent quotidiens ;
la plaie fut pansée avec du baume d'Arcœus, et bassinée
à chaque pansement avec de la teinture de myrrhe. Le
vingtième jour un dépôt purulent envahit le long du péroné :
il fut ouvert, et une quantité immense de pus s'échappa ;
dès-lors injection à chaque pansement avec de l'eau tiède
blanchie avec de la teinture de myrrhe. Enfin la suppuration marcha à grands pas jusqu'au cinquantième jour ; l'exfoliation du péroné eut lieu le cinquante-cinquième, et celle
du tibia le soixante-cinquième. Dès ce moment les fractures
ne tendirent qu'à se consolider, et vers le quatre-vingt-
dixième jour elles furent assez fortes pour que je pusse me
passer d'un aide afin de soutenir le pied ; les plaies commencèrent à se cicatriser, et enfin au cent vingtième jour
j'eus mon malade hors d'affaire. Je l'envoyai plus tard aux
eaux thermales sulfureuses d'Ax pour lui faire prendre
quelques bains, et recevoir quelques douches sur l'articulation du pied avec la jambe. Ce mineur a pu reprendre ses
travaux aux mines de Rancié un an après ; mais je ne crains
pas de dire que jamais fracture n'a été mieux réduite que
celle de ce mineur. En somme, ce jeune homme est demeuré
sans difformité, et porte journellement sa volte.

QUATRE-VINGT-SEPTIÈME OBSERVATION.

Le 29 Juin 1841, je fus prié de me rendre dans la commune de Goulier pour y donner mes soins au nommé Joseph-Nau, âgé de 4 ans. Cet enfant s'amusait avec quelques-uns de ses camarades au-dessus du village de Goulier; ils étaient sur un tas de grosses pierres destinées à construire une maison. Le jeune Joseph voulait descendre; il était déjà descendu en effet, lorsqu'un de ses compagnons plus âgé que lui voulut mouvoir une de ces pierres qui tenait à peine : celle-ci se déplaça, échappa aux mains de l'enfant, et roula jusqu'à la partie inférieure du tas, où était Joseph, et atteignit sa jambe gauche, qu'il fit enfoncer dans la terre. Ayant examiné avec soin l'état de cette jambe, je remarquai que le tibia et le péroné avaient été fracturés vers leur partie supérieure, c'est-à-dire, en dessous de la tubérosité du tibia; la portion inférieure du tibia fracturée avait été poussée sous la fracture du péroné; elle avait franchi la peau et la dépassait de deux pouces.

Dans cet état de choses je me trouvai bien aise d'avoir avec moi M. Barbe, conducteur principal des mines de Rancié (car il était le parrain du blessé). Je procédai à la réduction de cette fracture; j'y réussis, mais ce ne fut pas sans peine. La grande déchirure qu'avait occasionée le tibia dans sa sortie, fut pansée; le membre fut soumis à un appareil contentif, que je remplaçai quelques jours après par un appareil inamovible fenêtré; cet appareil est demeuré en place pendant cinquante jours; à cette époque je pus l'enlever; la plaie, qui était encore en suppuration, livra passage à quelques esquilles et à l'exfoliation du tibia. Cet enfant a sa jambe sans la moindre difformité.

QUATRE-VINGT-HUITIÈME OBSERVATION.

Le 28 Juillet 1836, M.ᵐᵉ veuve Rouzeaud, marchande épicière de Toulouse, se trouvait au village de Sem (canton

de Vicdessos) pour y voir son beau-frère Rouzeaud Chicane.
Comme elle venait de boire quelques verres d'eau fraîche à
la fontaine appelée *la Peichine,* elle glissa sur la pelouse et
fractura sa jambe droite vers son tiers inférieur ; un gonflement considérable se déclara dans toute la jambe, mais
principalement à l'articulation tibio-tarsienne. Je m'occupai
tout de suite à tailler un appareil ; cela fait, je réduisis
la fracture complète de la jambe, et ce ne fut pas sans
quelque douleur causée à la malade, vu le gonflement considérable de cette jambe ; la réduction opérée, le membre
fut placé dans l'appareil de Scultet ; je combattis le gonflement en tenant l'appareil constamment mouillé avec de l'eau
végéto-minérale aromatisée. Vers le huitième jour le gonflement eut sensiblement diminué ; il persista jusqu'au quinzième ; à cette époque j'examinai l'état des fractures : la
soudure n'avait pas encore commencé ; l'appareil fut réappliqué. Le 20 Août les soudures commençaient à s'opérer, et
elles ont marché dès ce moment vers leur consolidation.
Le 21 Septembre l'appareil fut enlevé ; une bande roulée
fut appliquée autour du membre, et la roideur des articulations fut combattue avec succès par des frictions que l'on
faisait matin et soir avec le baume d'Opodeldoch. M.me veuve
Rouzeaud se sert de sa jambe comme auparavant, qui est
sans la moindre difformité.

QUATRE-VINGT-NEUVIÈME OBSERVATION.

Le mineur Jean-Maury Faychut a payé aussi son tribut
aux mines de Rancié. Le 4 Août 1832, il fut atteint d'une
fracture du crâne ; à peine venait-il de se relever de cette
maladie, que le 13 Octobre (même année) un bloc de
minerai lui tomba sur le côté gauche de la poitrine et lui
fractura deux côtes. Le 14 Novembre 1833, il fut encore
blessé aux mines, et sa jambe gauche fut atteinte d'une fracture comminutive. Arrivé à Suc, où le blessé avait établi son
domicile, j'examinai son membre, qui était à moitié écrasé

vers sa partie moyenne ; le tibia et le péroné avaient été fracturés en rave, et trois ou quatre petites plaies accompagnaient cette fracture. Je m'occupai de la réduction de la
fracture ; cela fait, le membre fut emboîté dans l'appareil
de Scultet. Des pansemens réguliers eurent lieu jusqu'à la
parfaite cicatrisation des plaies, qui se fit le vingt-qua-
trième jour ; j'appliquai alors un appareil inamovible, qui fut
enlevé trente jours après son application. Ce mineur est
demeuré sans difformité, mais depuis cette époque il n'a
plus voulu rentrer aux mines, tant ses jours avaient été ex-
posés ; aussi a-t-il vendu sa place.

QUATRE-VINGT-DIXIÈME OBSERVATION.

Le 25 Janvier 1830, la nommée Jeanne Claustre, épouse
de Baptiste Pinat, menuisier à Vicdessos, descendait du
village d'Orus, portant sur sa tête un fagot de paille. Il y
avait dégel ce jour-là : une pierre se détacha du sol, et
après avoir roulé assez long-temps, vint heurter contre la
jambe droite de cette femme ; cette jambe aurait été mise
en marmelade si la pierre, avant d'arriver sur elle, ne se fût
amortie en traversant une haie très-épaise. La jambe fut
fracturée vers son tiers inférieur ; elle était considérablement gonflée, et une forte contusion se faisait apercevoir
vers la partie supérieure et moyenne. Je procédai tout de
suite à la réduction, et cela fait j'appliquai l'appareil de
Scultet, que je laissai jusqu'au quinzième jour ; alors le gonflement et la contusion avaient notablement diminué ; j'appliquai un appareil inamovible, que j'enlevai vingt-cinq
jours après son application. Cette femme a la jambe sans
la moindre difformité.

QUATRE-VINGT-ONZIÈME OBSERVATION.

Le 31 Août 1842, une malheureuse espagnole, M.ᵐᵉ Pau,
traversait la frontière par le Port-de-Bouet (commune d'Auzat) ; à la descente du port son pied glissa et prit une

entorse. Ne pouvant plus marcher, son mari et son beau
fils, qui l'accompagnaient, la placèrent à califourchon alter
nativement sur leurs épaulés. Après avoir cheminé pendant
quelque temps, celui qui la portait broncha, et la malheureuse femme roula pendant quelques minutes d'amphithéâtre
en amphithéâtre, et aurait roulé bien plus long-temps si une
touffe de rédodindron ne lui avait tendu des rameaux secourables. Par suite de ces diverses chutes elle fractura sa
jambe droite au tiers inférieur, c'est-à-dire, au-dessus des
malléoles ; le tibia déchira la peau, et une saillie de cet os
se montrait à l'extérieur d'environ 70 millimètres. La sang
coulait en abondance sur le lieu de la scène ; mais le mari
de cette espagnole eut la précaution d'attacher le membre
avec deux mouchoirs, et avec un troisième il forma un étrier
pour fixer le pied : tel est l'état dans lequel cette femme fut
transportée chez moi. Je m'occupai tout de suite de chercher
un logement pour l'y faire transporter ; cela fait, je me pro-
curai le linge dont je pouvais avoir besoin. Après qu'on l'eut
placée dans son lit je réduisis la fracture ; je ne pus y parvenir cependant sans agrandir l'ouverture de la plaie ; je
pansai ensuite cette dernière, et soumis la jambe dans l'appareil de Lafaye, perfectionné par moi. A l'aide d'une fenêtre qui était immédiatement sur la plaie de la partie inférieure du tibia, je pouvais panser cette dernière toutes les
fois que je le désirais, sans que le membre éprouvât la moindre des secouses : tout marcha assez bien jusqu'au cinquième jour, quoique la malade fût battue par la fièvre. La
diète la plus rigoureuse lui fut prescrite, et quelques cuille-
rées de potion calmante lui furent administrées. La vive commotion qu'avait éprouvée cette jambe devait se faire ressentir
plus tard ; un vaste dépôt purulent vint se former à la partie
moyenne et supérieure de la jambe : il fut ouvert ; un second
dépôt également purulent suivit bientôt le premier ; il se
forma à la partie inférieure et supérieure de la jambe, et
s'étendit jusque sous le jarret : il a été ouvert au vingtième

jour. La jambe, aussitôt après l'ouverture de ces dépôts, a été réunie dans l'appareil, et les pansemens se sont faits par deux autres fenêtres. A cette époque la diarrhée se déclara, et la tint jusqu'au trentième jour; la fracture n'avait pas encore alors marché vers la soudure; ce n'a été que vers le quarantième jour qu'elle a commencé. Le dépôt avait tari alors, et la nature dut s'occuper spécialement du travail de la soudure. Mais un autre motif peut-être avait empêché ce travail, car les dépôts ne baignaient point la partie fracturée (l'habitude est une seconde nature dont il faut respecter les lois) : cette femme m'avoua qu'elle était habituée au vin, et me supplia de lui en donner : je lui en accordai d'abord un quart de litre; quelques jours après elle me déclara que ce vin ne lui était pas suffisant; je lui en fis donner un demi-litre; enfin je fus obligé de lui en accorder un litre: en effet, ce vin, loin de l'incommoder, remonta sa machine, qui était complétement délabrée; le sommeil même reparut alors seulement, et la plaie de la jambe, qui était demeurée jusqu'alors blafarde et baveuse, commença à rougir. Au soixantième jour j'ai ouvert l'appareil pour voir dans quel état se trouvait la fracture : elle était consolidée, et l'exfoliation de l'os a paru et a été enlevée ce jour-là; la plaie tendait à sa cicatrisation. Enfin, cette femme, après bien des souffrances, va rentrer au sein de sa famille, qui est à Beziers depuis environ treize ans. Sa jambe est demeurée sans la moindre difformité.

Ma plus douce récompense est celle d'avoir fait le bien et d'avoir appris à deux de mes enfans à le faire, car ils ont été mes aides pendant toute la durée de la maladie de cette espagnole (1).

(1) M. Mounero, curé de Vicdessos, prêtre extrêmement recommandable, a fréquemment visité cette espagnole, a soutenu son moral et l'a assistée de ses deniers.

M. Deguilhem, maire de la commune de Vicdessos, a bien voulu concourir à cet acte de charité, et les dames de Saint-Joseph ont bien

QUATRE-VINGT-DOUZIÈME OBSERVATION.

Le 22 Novembre 1842, je fus prié de me transporter au village de Goulier pour y voir le mineur Adrien Barbe, qui venait d'être frappé par un bloc de minerai sur sa jambe gauche. Une vaste plaie contuse se faisait apercevoir sur la partie moyenne de la jambe, et le tibia avait été fracturé en travers. Après avoir lavé ce membre et en avoir enlevé les corps étrangers, je procédai tout de suite à la réduction de la fracture; je réunis une grande portion de la plaie à l'aide de quelques bandelettes de sparadrap, et un appareil contentif fut appliqué. Des pansemens réguliers ont eu lieu jusqu'au 25 Novembre; quelques esquilles ont été entraînées par la suppuration; la soudure de l'os s'est effectuée. Le membre est demeuré sans la moindre difformité; une cicatrice adhérente a eu lieu seulement vers la région de la fracture.

QUATRE-VINGT-TREIZIÈME OBSERVATION.

Le 8 Décembre 1842, le nommé Raymond Ruffié, brassier, habitant de la commune d'Ilier, se trouvait à Vicdessos pour y couper du bois. Comme il était occupé avec d'autres ouvriers à transporter un gros rouleau de bois, le pont d'attente sur lequel il fallait passer étant trop étroit, il tombe, le rouleau le suit, et vient écraser sa jambe droite; par suite, sa jambe fut atteinte d'une fracture complète à la partie moyenne, avec gonflement considérable de la partie et ecchymose. Cet homme passa toute la nuit du 8 sans secours, et le 9 au matin je le vis seulement : sa jambe avait acquis

voulu procurer du linge et faire la charpie qui m'a été nécessaire durant le cours de cette longue maladie.

Je dois également faire ma part d'éloges à M. Edmond Tournier, qui daigna me prêter son assistance pour faire la contre-extension lors de la réduction de la fracture.

un volume considérable. Après avoir appliqué un appareil provisoire, il fut transporté à son domicile à Ilier, et c'est là que je réduisis la fracture et la plaçai dans l'appareil de Scultet ; les personnes qui l'entouraient furent chargées de tenir l'appareil constamment mouillé avec de l'eau végéto-minérale. Le malade fut saigné et une potion calmante lui fut administrée. Vers le treizième jour l'appareil fut enlevé et le membre avait commencé à se désenfler ; quelques phlyctènes parurent ; elles furent ouvertes, et l'appareil fut réappliqué. La seconde levée de l'appareil eut lieu le dix-huitième jour : l'enflure avait complétement disparu. L'eau végéto-minérale fut abandonnée ; une compresse trempée dans du gros vin fut appliquée sur le membre. Le 23 le malade fut encore pansé ; la soudure marchait à grands pas, et d'après l'état des choses nous ne craignons pas d'avancer que le sieur Raymond demeurera sans la moindre difformité, et pourra bientôt commencer à vaquer à ses occupations ordinaires.

FRACTURES DU PIED.

QUATRE-VINGT-QUATORZIÈME OBSERVATION.

Le 21 Août 1826, le nommé François Barbe, dit Francisquet, mineur de Goulier, eut son pied gauche frappé par un bloc de minerai ; le gros orteil fut détaché du pied, et tenait par un petit lambeau de peau de la grosseur d'un fil de laine. Le père de ce jeune homme allait donner un coup de ciseau à ce petit lambeau de peau pour en détacher l'orteil : je l'arrêtai et lui dis que je pouvais encore le conserver.

Il y avait déjà quatre heures que ce jeune homme avait reçu le mal lorsque j'arrivai chez lui : cette portion d'orteil enlevée était froide. Je ne risquerai pas davantage, me dis-

je, d'en opérer la réunion ; cependant avant de faire cela
je lavai la plaie avec du vin tiède. J'enlevai quelques petits
corps étrangers, et je me mis en devoir de réunir la portion d'orteil qui avait été séparée ; je la fixai à l'aide de
bandelettes agglutinatives ; j'appliquai ensuite quelques
compresses, et une semelle de carton que je soutins avec
une bande ; je donnai au pied une situation convenable, et
j'appliquai dessus un cerceau pour empêcher que les cou-
vertures ne vinssent détruire ce que je venais d'ajouter. Le
lendemain je visitai le malade, mais je ne touchai pas l'appareil ; je ne fis seulement que l'arroser avec un peu de teinture
de myrrhe, principalement vers le gros orteil. Je pratiquai
les mêmes opérations jusqu'au 26 du même mois ; ce jour-là
je fis la levée du premier appareil : je m'attendais à trouver
l'orteil en putréfaction ; pas du tout, il y a réunion par première intention. Je réappliquai des bandelettes agglutinatives
sur le doigt greffé ; je replaçai la semelle et la bande, et je
ne pansai le malade que cinq jours après. Un point de suppuration se montra au côté du petit lambeau de peau qui
avait soutenu l'orteil dans le principe. Le vingt-cinquième
jour j'enlevai le sparadrap ; je protégeai le doigt à l'aide d'une
semelle de carton, que j'appliquai sur la partie supérieure
du doigt ; ainsi la semelle soutenait l'orteil à la partie inférieure, et un autre morceau de carton façonné appuyait sur
la partie supérieure. Au vingt-cinquième jour je mis le doigt
en liberté, et au quarantième le malade a quité son lit.

QUATRE-VINGT-QUINZIÈME OBSERVATION.

Le 5 Février 1830, le nommé Jean Maury, dit Farinal,
âgé de 30 ans, doué d'un tempérament sanguin, habitant
de la commune d'Auzat, se rendit dans la forêt d'Olbié ;
c'est-là qu'il avait coutume de commettre des délits fores-
tiers. Certains habitans d'Olbié, fatigués de ces délits, s'em-
busquèrent ce jour-là, le 5, dans les forêts afin de surprendre les délinquans. Maury avait déjà chargé sur son dos

un chevron qu'il traînait, lorsque les gens embusqués se mirent à sa poursuite. Farinal abandonne son butin pour mieux se sauver ; mais les habitans d'Olbié continuent à le poursuivre afin de l'arrêter. Ils avaient déjà parcouru une distance de 40 mètres, lorsque Farinal place, malheureusement pour lui, son pied dans une fente de rocher ; il veut l'en retirer avec violence, recule à cet effet, mais son pied reste engagé, tandis que le pied gauche glisse sur l'herbe, et Maury tombe sur son dos. Ceux qui le poursuivaient l'entendirent se plaindre ; oubliant alors sa faute, ils ne pensèrent qu'à son malheur et le transportèrent chez lui.

Le cinquième os du métatarse avait été fracturé à sa partie moyenne ; mais ce qu'il y avait de plus curieux dans ce pied, c'était sa figure : les orteils touchaient presque au talon ; le troisième os cunéiforme avait déchiré la peau et s'était complétement soulevé ; le pied s'était déjà gonflé considérablement, et le blessé souffrait des douleurs intolérables. Les quatre hommes qui l'avaient porté ne purent supporter la vue de ce pied ; j'appelai cinq ou six autres personnes à son secours : trois d'entre elles tombèrent en syncope. Cependant un douanier et l'instituteur d'Auzat firent cœur contre fortune, et m'aidèrent pour réduire, soit la luxation, soit la fracture. Je commençai d'abord par tenter la réduction de la luxation, ce qui me fut impossible ; je pratiquai alors quelques incisions à la peau, et je tentai de nouveau la réduction : les souffrances qu'éprouvait le malade faisaient que mes deux aides perdaient courage. Je m'emparai alors du pied pour faire la contre-extension, et j'indiquai à l'instituteur la manière dont il devait agir pour la réduction. J'appliquai un linge sur l'os, qui était extrêmement glissant ; je fis embrasser à l'instituteur la partie supérieure du pied avec une main, et lui fis appliquer le pouce sur l'os cunéiforme ; l'autre avait placé sa main droite à la partie inférieure de la jambe ; sa main gauche embrassait le talon ; et, agissant tous en même temps, nous fîmes l'extension et la

contre-extension ; l'instituteur opéra la réduction. Alors
notre malade respira à son aise, et ses vives souffrances
cessèrent. Je réduisis ensuite la fracture ; je pansai la plaie
de la partie supérieure du pied, qui fut mise dans un appareil très-simple. Une semelle de bois fut placée pour soutenir le pied avec une bande roulée en étrier ; l'appareil fut
tenu humecté avec de l'eau de Goulard. Cet homme, cinquante jours après, commença à reprendre ses occupations,
et est demeuré sans la moindre difformité.

QUATRE-VINGT-SEIZIÈME OBSERVATION.

Le 4 Septembre 1830, je fus prié par M. l'ingénieur
Boudousquier de me rendre au village de Sem pour y donner
mes soins au mineur Jacques Escaline-Pounchet, âgé de 17
ans. Ce mineur venait d'avoir son pied droit écrasé aux
mines de Rancié par un bloc de minerai : la peau de la
partie supérieure du pied était divisée en lambeaux ; le cuboïde avait été fracturé, ainsi que les trois premiers os du
métatarse. Je me comportai de la manière suivante dans le
traitement de ces blessures : je lavai d'abord la plaie, je
réduisis les fractures, et à l'aide de bandelettes agglutinatives je réunis tous les debris de peau de la partie supérieure
du pied, et entre les interstices des bandelettes j'appliquai
de petits plumaceaux de charpie enduits de cérat de Gallien.
Le 7, levée du premier appareil : la plus grande partie des
lambeaux que j'avais réunis tombèrent en mortification ; une
suppuration sagneuse et fétide avait mouillé l'appareil. Après
avoir enlevé tout ce qu'il y avait de mortifié, je bassinai la
plaie avec de la teinture de myrrhe ; j'appliquai un plumaceau de charpie enduit de cérat de Gallien ; le pied fut enveloppé dans des compresses, soutenu par une forte semelle
de carton, et assujetti avec une bande roulée. Vers le 20 la
plaie fut bien détergée, la suppuration devint louable, quelques tendons frappés par le contact de l'air tombèrent en
mortification. Vers le quarantième jour le cuboïde s'exfolia,

les fractures du métatarse commencèrent à se souder, et vers le soixantième jour je pus enlever la semelle de carton. A cette époque des bourgeons charnus s'élevèrent sur toute la surface de la plaie ; je les réprimai à l'aide de quelques cautérisations, et enfin cette plaie marcha vers la cicatrisation. Ce jeune homme, effrayé, avec juste raison, de l'état de mineur, a cédé sa place et s'est fait cordonnier ; il se sert parfaitement de son pied, quoiqu'il y ait une cicatrice adhérente.

QUATRE-VINGT-DIX-SEPTIÈME OBSERVATION.

Le 16 Octobre 1827, le mineur Jean-Joseph Pech-Touillot, mineur de Goulier, fut grièvement blessé à son pied gauche aux mines de Rancié. L'état de ce pied m'étonna si fort, que j'avais cru, à part moi, que je me trouverais dans l'obligation d'amputer ce membre sous peu de jours. Ce mineur avait eu son sabot écrasé sur son pied par un bloc de minerai qui pesait au moins six quintaux : la partie supérieure du pied était noirâtre et extrêmement gonflée ; il y avait ce que l'on appelle attrition des chairs. Trois os du métatarse avaient été fracturés, le troisième, le quatrième et le cinquième. J'appliquai bon nombre de sangsues ; après leur chute des applications résolutives et froides furent faites pendant trois jours : le gonflement diminua, mais la peau de la partie supérieure du pied fut mortifiée ; je l'enlevai, et je pansai la plaie avec les moyens indiqués dans ce genre de circonstances. Après trois mois de traitement ce mineur a repris son travail : il est, comme auparavant, fort et vigoureux.

QUATRE-VINGT-DIX-HUITIÈME OBSERVATION.

Le mineur Alexis Augé-Tachaire reçut sur son pied droit un bloc de minerai d'une grosseur extraordinaire, et s'il n'eût eu son pied dans un fort sabot, il l'eût eu complétement écrasé. Transporté des mines chez lui, il ne cessait de

pousser des gémissemens : il n'avait pas tort, son pied
était noir comme de la poix. Le calcaneum avait été fracturé ainsi que trois os du métatarse , le premier, le second
et le troisième Je pratiquai une large saignée. J'avais em-
porté avec moi quatre-vingts sangsues ; j'en fis moi-même
l'application. Pendant huit jours consécutifs ont eu lieu des
applications résolutives froides : après ce laps de temps l'enflure avait diminué ; j'appliquai alors un morceau de carton
façonné, qui embrassa le calcaneum, la plante du pied et la
portion postérieure de la jambe. Quelques compresses et une
semelle de bois furent fixées avec une bande ; je mouillai
seulement la partie supérieure du pied avec de l'eau-de-vie
camphrée ; les fractures se consolidèrent, et soixante jours
après sa blessure le malade commença à marcher.

QUATRE-VINGT-DIX-NEUVIÈME OBSERVATION.

Le mineur Antoine Séguélas-Ruffat , âgé de 25 ans, doué
d'un tempérament sanguin, fut blessé aux mines de Rancié
le 3 Janvier 1840. Comme il était à son chantier, un bloc
de minerai se détacha de son travail et tomba sur son
pied droit. Le gros orteil fut écrasé, et le pied fut atteint
d'une forte contusion. Après l'examen de la blessure, mon
premier soin fut d'enlever, à l'aide du bistouri, l'ongle du
gros orteil. J'en réduisis la fracture ; je pansai quelque
petite plaie qu'il y avait çà et là, et des applications réfrigérantes furent faites sur toute la partie supérieure du pied
pendant quatre jours. La plaie du gros orteil fut pansée
seulement le cinquième jour ; les bandalettes agglutinatives
furent enlevées, d'autres les remplacèrent. La plaie fut réunie vers le quinzième jour, et alors le doigt fracturé fut
placé dans un appareil inamovible. La fracture a été bien
consolidée sans difformité, et l'ongle est revenu. Ce mineur,
un des plus vigoureux, a repris ses travaux deux mois après
sa blessure.

CENTIÈME OBSERVATION.

Le 22 Septembre 1842, le nommé Jean Nau Chatari, mineur de la commune de Goulier, reçut dans l'intérieur des mines de Rancié une blessure au pied gauche. Un bloc de minerai lui tomba sur le sabot, écrasa le gros orteil et lui fit une forte contusion sur tout le pied ; l'ongle du gros orteil avait été si vivement pressé, quoiqu'il se trouvât abrité à la partie où le sabot a le plus de force, qu'il fut deraciné, et tomba quelque temps après. La fracture fut réduite ; les plaies du gros orteil furent pansées, et le tout a été soutenu par un bandage roulé. Des applications réfrigérantes ont eu lieu pendant cinq ou six jours ; plus tard nous avons employé les cataplasmes résolutifs. J'ai vu depuis le malade : la fracture est consolidée, les plaies sont cicatrisées, et l'ongle commence à se former. Ce mineur jouit d'une bonne santé, et a repris ses travaux quand l'ongle est parvenu à sa maturité.

FIN.

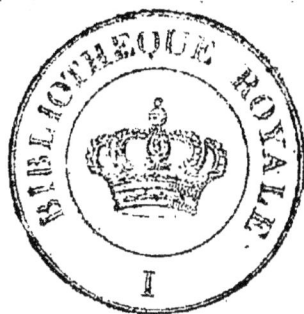

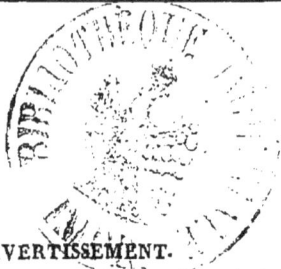

TABLE.

FRACTURES DE L'AVANT-BRAS.

FRACTURES DE LA MAIN.

FRACTURES DE LA CUISSE.

FRACTURES DU PIED.

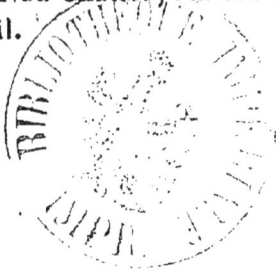

www.ingramcontent.com/pod-product-compliance
Lightning Source LLC
Chambersburg PA
CBHW062032200326
41519CB00017B/5013